U0921320

养生与保健

——常见慢性病健康指导

厦门市科技协会科普部
厦门市中西医结合学会

主　编　陈国源　梁　萌　陈治卿　许树根
主　审　董亦明
编　委　董亦明　杨叔禹　陈国源　梁　萌
陈治卿　许树根　黄昭瑄　王长荣
吕尚团　陈进春　汪　斌　白新胜
纪长庚　戴巧玲　陈德森　唐国宝
蔡　辉　胡玉清　孙　琪　张　池

厦门大学出版社

图书在版编目(CIP)数据

养生与保健——常见慢性病健康指导/陈国源,梁萌,陈治卿,许树根主编.—厦门:厦门大学出版社,2006.10(2007.7重印)
ISBN 978-7-5615-2651-4

Ⅰ.养… Ⅱ.①陈…②梁…③陈…④许… Ⅲ.慢性病-健康-指导 Ⅳ.R442.9-62

中国版本图书馆CIP数据核字(2006)第118899号

厦门大学出版社出版发行
(地址:厦门大学 邮编:361005)
http://www.xmupress.com
xmup@public.xm.fj.cn
三明地质印刷厂印刷
2006年10月第1版 2007年7月第2次印刷
开本:850×1168 1/32 印张:8
字数:215千字
定价:19.00元

序

在当今科技迅猛发展的时代，医学的进步为人类社会的健康事业做出了积极的贡献。然而，随着社会的发展，有些疾病得到了有效的控制与治疗，新的疾病又发生了，人类的疾病谱发生了新的变化。据统计全世界每年死于恶性肿瘤的有700万人，现症病人1 500万人；近年死于心血管疾病占因病死亡的79%，死亡的人群中主要是中青年；糖尿病病人目前全球已有1.35亿，本世纪初将突破3亿；每年每百万人口中新增尿毒症患者约100人，由于种种因素，发病率呈上升趋势。据厦门市医保中心统计，尿毒症患者占全市参保人员比例约万分之三，医疗费用却占医保总支出百分之八左右，是普通人群的300倍。疾病无情的摧残，给家庭和社会带来巨大的经济压力与精神负担，许多患者丧失了劳动能力，有的因为疾病无法治疗而难以挽回生命，有的因经济负担过重放弃了生命，造成妻离子散、家破人亡。

许多疾病是由于生活方式不当造成的，有许多疾病是可以预防的。古云："不治已病治未病"，这是中华民族传统的宝贵文化思想。当今社会大力普及科技知识，弘扬科学精神，提倡健康的生活方式和健康的社会风气，这不仅是为了提高全体国民的科学文化水平，对于每个公民的健康素质都非常重要。树立全民对疾病的预防意识、健康意识，让科学理念深入人心，让科学技术惠及大众，是构建和谐社会的一个实际行动。

厦门市中西医结合学会在医学科普和临床工作中,坚持中西医结合为病人服务,以健康生活方式引导社会人,认真做好科普工作,深入社区开展科普讲座,为社区群众传送科学知识,是值得提倡和发扬的。该书汇集了我市中西医结合学会广大医务工作者在临床科普工作上辛勤劳动的成果及体会。书中所收集的科普文章养生篇、临床篇、糖尿篇、肾病篇,内容丰富,科学实用,具有普及价值,必将深受到社区群众的欢迎和喜爱。

厦门市卫生局局长
厦门市医学会会长　黄如欣

2006 年 3 月 28 日

前　言

中国几千年的医学史，是我国劳动人民长期同疾病作斗争的经验总结。祖国传统医学对人类健康与长寿早就以提倡科学生活方式告诫后人。《内经》提出："上古之人，春秋皆度百岁，而动作不衰。今时之人，年半百而动作皆衰者，时世异耶？人将失之耶？"认为："上古之人，其知道者，法于阴阳，和于术数，饮食有节，起居有常，不妄作劳，故能形与神俱，而终其天年，度百岁乃去；今时之人不然也，以酒为浆，以妄为常，醉以入房，以欲竭其精，以耗散其真，不知持满，不时御神，务快其心，逆于生乐，起居无节，故半百而衰也。"不容忽视，近代高科技的迅猛发展激动人心，然而人类开始清醒：近代科技文明也给现代和未来埋下了极大的隐患，近代工业污染使社会不得安定，使患肿瘤与心脑血管疾病者急剧上升，亚健康与心身疾病使人疲惫不堪；同时饮食结构和生活方式的不合理，使代谢性疾病随之而来，特别是人到中年的暴亡无情地冲击着人类的幸福家庭……古曰："天覆地载，万物悉备，莫贵于人。"人类没有健康的身体，当今社会和谐发展，岂不是一句空话！

当今提倡科学发展观的和谐社会，强调"以人为本"，尊重科学，崇尚文明，追求健康科学的生活方式，在全社会开展健康的科学普及宣传教育。这是社会文明进步不容忽视的迫切而重要的任务，也是"全民族的思想道德素质、科学文化素质和健康素质明显提高"的需要。作为医务工作者，为了人类的健康，不但要有治病救人的责任，还要有努力普及医学科学知识，倡导医学科学方法，传播医学科学思想的义务，这正是出版本书的宗旨。

厦门市中西医结合学会自创会以来，在科普和临床工作中，坚持以中西医结合医学科学观为病人服务，以健康生活方式引导社会人，为提高医疗水平和病人的生活质量做出了努力。本届名誉会长陈绍宗主任早就对学会提出了办好科普读物的要求，在董亦明会长的指导下，由陈国源秘书长组织实施，认真落实学会科普工作，开展中西医结合科普为临床服务，深入社区开展科普讲座，为社区群众传送科学知识，深受群众欢迎。组织了科技活动周的科普宣传、中西医结合科技下乡和学术交流等一系列科普工作。广大会员在临床科普宣传上努力工作，积极为厦门市中西医结合科普事业的发展发挥了作用，做了每个医务工作者应该做的事。

本书所收集的科普文章，分类为中西医结合养生篇、临床篇、糖尿篇、肾病篇。文章体现了实用性、科学性和可普及性。但由于时间仓促，水平之限，难免有缺陷，敬请广大读者多提出宝贵意见，以便今后进一步提高我们的科普工作水平。

本书是在厦门市科协科普部和厦门市卫生局中医处的指导下完成的，成书之际，一并向关心和支持厦门市中西医结合学会中西医结合科普工作的同志表示感谢！

本书的出版，是科教进社区活动之一，成书后将捐赠给社区群众，表达厦门市中西医结合学会对社会的爱心。

编　者

2006年3月20日

目 录

养生篇

临床篇

糖尿病篇

肾病篇

养生篇

养生杂谈

一、人类的一个重要反思

近代高科技的迅猛发展激动人心，人类对世界奥妙的探求宏观上已经扩大到亿万星系，微观已经深入到基本粒子，人类的足迹已经走到临近的星球上。然而人类开始清醒，近代科技文明也给现代和未来埋下了极大的隐患：少量的核武器足以毁灭人类；近代工业污染、农药造成的食物污染使人类健康受到威胁；肿瘤与心脑血管疾病急剧上升；亚健康与心身疾病使人疲惫不堪；饮食结构和生活方式的不合理，代谢性疾病的随之而来，防之不慎，将有肝肾功能损害的危险；特别是人到中年的暴亡无情地冲击着人类的家庭幸福……古曰："天覆地载，万物悉备，莫贵于人。"人类没有健康的身体，当今社会和谐发展岂不是一句空话！

二、何谓养生之道

养生也就是"摄生"、"道生"。养生之道就是运用生命自我管理或调节的艺术，以推迟衰老、延年益寿为目的的一种综合性保健措施。

中国养生之道博大精深，历史悠久，是我国古代劳动人民几千年以来为适应大自然而生存及同疾病作斗争的经验总结。它以古代哲学思想为指导，以中医理论为基础，糅合文、儒、道、释及诸子百家学说，而且各个时期的继承与创新层出不穷，对中华民族繁衍和昌盛做出了卓越的贡献，是中华民族的宝贵文化遗产。

三、养生之道的主要内容

养生学说内容丰富多彩，但离不开人类生存的基本生活要素，如情绪表现、饮食营养、劳动与活动、起居生活，这些是生命过程中生长发育与正常寿命的基础。故养生之道的主要内容为修身养性的精神调摄、饮食与起居的生活摄生、气功健身运动与中药的调理等。养生精要有“上工治未病，不治已病”的防未病和既病防变思想，“天人合一”、“整体观念”注重人与自然的和谐关系，及“辨证恒动观”强调养生个体化与动态化差异。养生之道提倡的是不可忽视“一溉之功”的作用，更特别强调“持之以恒”才能达到终极。

四、养生的要诀是健康的生活方式

古有秦皇命徐福率童男童女数千人海求长生不老药但没有实现，汉唐皇帝为长命百岁食服丹药而早亡，乾隆独特养生寿居帝王之最。这是人类追求与向往“岁月不老，青春长在”的美好欲望，效果却天壤之别。当今 WHO 提出的健康包括躯体健康、心理健康、社会适应良好、道德健康四个方面，恰恰与中国养生之道非常吻合。然而，当今社会环境和社会因素及不良生活方式不时影响健康。我国人群前 10 位主要死因中生活方式和行为因素占 37.7%，前 3 位死因(心、脑血管、恶性肿瘤)中生活方式和行为因素占 44.33%。健康不只是社会课题，更是自身问题。养生首要的是提倡健康的行为和科学的生活方式，现代循症医学也强调要干预危害疾病的危险因素。

五、养生是综合性保健措施

人体是一个复杂与独立性的开放系统，在适应大自然生活中，人体一方面不断与外界进行能量交换和物质交换，同时体内需要不断自我调节，维持相对稳定而有序的平衡态，人体就健康。当外界各种因素造成体内应激调节超过一定程度的阈值，或体内自我调节功能失调，使机体处于失衡态，这便是疾病的潜在因素直至疾病发生。要保持机体内在与外在相对的稳衡态，就需要养生的综合性保健措施。湖南长沙市老年医学研究所对435名不同阶层的老年人进行职业、营养、疾病、环境、生活方式等多种因素观察研究，证明长寿与综合保健相关。美国每年5%的卫生经费用于治疗心、脑血管疾病和恶性肿瘤，但其平均寿命也只能延长8个月，在采取了综合保健措施后，死亡率降低了30%。因此，综合性养生保健是通向长寿之路。综合性养生保健应包括：(1)良好的社会环境；(2)戒除不良嗜好；(3)良好道德修养；(4)稳定而舒畅的情绪；(5)合理的饮食；(6)有规律的生活起居；(7)适度地锻炼身体；(8)良好的卫生习惯；(9)定期检查身体；(10)及时防病治病。

六、为什么养生是终生性的

人们往往在年老或身体不佳才感到养生保健的重要，虽有些为时已晚，但终可“亡羊补牢”。什么时候开始注意养生保健？基因程控学说研究表明，长寿与遗传因素有关。因此，养生保健意识的开始应追溯至择偶时的科学性，避免近亲结婚和有遗传性疾病的配偶。在身体健康、精神舒畅和良好的自然环境中胎孕繁殖后代，为下一代的长寿与健康奠定良好的遗传素质。在孕期，《列女传》曰：“目不视恶色，耳不听淫声，口不出傲言。”保持良好的心境、合理的营养，均是决定遗传的基本条件。幼儿时期，合理的养生保健、健康的条件反射，是后天智力与强壮之始，有先天不足，可以通过后天补先天。青少年时期，处于生长发育，精力旺盛，应着重于学习与锻炼身体，合理营养，养成良好的文明举止和卫生习惯，缺一不可。人体生长发育完成约在 25 岁，30 岁达到高峰，40 岁以后机体出现衰退变化，50 岁左右性激素分泌逐渐减少，出现更年期生理变化，心脑血管与肿瘤发病率随着年龄增加而增加，糖尿病、骨质疏松相继出现。现代研究认为这些疾病与衰老有关，同时也是遗传与长期各种不良因素激发的结果。这个时期养生保健应注意精神调摄，清淡饮食，适度锻炼身体，保持植物神经和内分泌系统的相对稳定，避免机体免疫功能下降。60 岁以后进入老年期，细胞、组织和器官功能逐步降低，这时候的饮食、运动、生活状况要根据每一个老年人的体质适应能力来决定。适当的房室生活，心脑兼用，能延缓衰老，但要注意劳逸结合，慎防过度，防止各种老年性疾病的发生。总之，养生始于先天，贯穿于后天，注意日常的健康积累，持之以恒，终可享尽天年。

七、为什么养生应因人而异

养生并非千篇一律，应因人而异。因为每个人所处的地理气候与社会环境的不同，职业的差异、不同年龄时期的生理功能特点及疾病的不同阶段的病理状况，使养生不尽相同。如饮食养生，北方主寒宜辅以辛热之品，故多嗜食辣味食物以促进血液循环，南方沿海多暑多湿，宜清凉渗淡之食。素体阴亏以蔬菜水果为宜，阳虚脾弱消化吸收不佳则应限之。青少年时期饮食应富有营养以促进生长发育，老年人宜清淡多样化，同时还要根据老年人个体差异或疾病状况选择不同膳食。糖尿病饮食治疗主要限制碳水化合物的摄入，高尿酸血症痛风不应进食高嘌呤类食物，动脉硬化性心脑血管疾病应合理限制高胆固醇食物和饱和脂肪。起居养生，古人观气候变化提出：春夏宜晚睡早起，秋季宜早睡早起，冬季宜早睡晚起。四季睡卧，春季向东，夏季向南，秋季向西，冬季向北。这是从地球运转的变化与人的生理相关性而言的。情志调摄，古有五情相胜之说："悲制怒以恻怆苦楚之言感之，喜制悲以欢乐戏谑之言娱之,恐制喜以祸起仓卒之言怖之,思制恐以虑此忘彼之言夺之,怒制思以污辱欺罔之言触之。”素体差异,以形劳而不倦,食不过饱,饥不过时,知寒不觉凉,临温防汗过。慎防有益,强壮之体可毁于一旦,虚弱之躯能长寿百年,防微杜渐,以防大患。

八、中药养生如何应用

(1)亚健康状况人群调理;

(2)食疗的应用;

(3)针对疾病不同阶段的养生辨证施治;

(4)根据患者不同体质情况,增进健康素质,提高生活质量;

(5)减轻应用西药的副作用;

(6)针对疾病提高治愈率,缩短疗程,增强疗效而采用中西医结合疗法。

九、按摩养生有何作用

经络具有运行气血,沟通表里上下,联络脏腑的作用。按摩养生是运用各种手法,作用于人体体表穴位,通过经络传导,具有平调阴阳、温运气血、疏通经络、扶正祛邪、调补脏腑、益精养神、宁神安眠、促进消化、壮阳举痿、明目聪耳、润泽皮肤、滑利关节等作用,能达到养生防病、延年益寿的效果。其手法有揉、摩、推、擦、拿、按、捏、搓、拍、运等。如鸣天鼓法可治聋,眼转明目法调视力,叩齿坚牙,擦鼻按脑防外感,揉腹按摩帮助消化吸收,浴身养肺,转腰壮骨,搓涌泉补肾等。

十、养生生活应注意哪些常见误区

(1)心情急躁,欲速而不达;

(2)不能持之以恒、善始善终,半途而废;

(3)饮食偏嗜,不能合理平衡进食,造成消化吸收紊乱;

(4)运动过度,损害身体健康,特别常见老年人骨关节损伤;

(5)精神调摄,缺乏理性,造成植物神经功能紊乱;

(6)起居无常,难以有规律生活,诱发各种疾病发生;

(7)劳逸不均,身体失衡,导致疾病发生;

(8)房室过度,耗精损神;

(9)烟酒无度,难以控制,造成器官损伤;

(10)用药不当或滥用药物,造成医源性疾病;

(11)有病未能及时和合理检查治疗,延误病情。

十一、常见的生活不慎,酿成不必要的后果

(1)染发引发潜在性疾病复发或化学制剂中毒和过敏;

(2)感冒滥用抗菌素,造成身体不必要的伤害;

(3)咳嗽过多使用清热药,使疾病经久难愈;

(4)一见腹泻,就滥用抗菌素;

(5)便秘不分性质,过多使用导泻药;

(6)发现尿血或便血不引起重视,延误病情,失去有效的治疗机会;

(7)过多使用药物造成肝肾损害;

(8)泌尿系结石合并积水或前列腺增生尿潴留不及早治疗而酿成肾损害;

(9)对高血压病控制血压认识不足,出现心、脑、肾并发症。

(10)糖尿病不能控制饮食或及早降糖治疗,出现不同的并发症;

(11)痛风性疾病造成肾损害。

(陈国源)

精神养生

一、何谓精神养生

精神养生是中国古代医学防病治病的重要组成部分,养生的实质,就是以积极、正常的心理状态和良好的情绪去适应环境。通过精神调摄,理性防范,保持心理与生理平衡、心身与环境平衡,增进健康,抵抗衰老。

古有“七情致病”之说:如孔明激怒王朗暴亡,乃过怒伤身;范秀才晚年中举而狂,乃过喜伤身;伍子胥为一夜过关急出了满头白发,是忧虑过度;林黛玉终日忧伤之早夭,乃悲思所致;杯弓蛇影传说,是恐惧发病。故自古以来,人们就认识了情志过度会伤害身体而告诫后人慎之,精神养生从而得到重视。

二、情绪过度有什么不良后果

情绪过度,是承受的时间和数量超过了人体的耐受程度,神经细胞处于兴奋持续状态,物质能量大量消耗又来不及补充,使细胞失去代偿活力,造成了中枢神经功能紊乱,神经支配下的血管舒缩功能失调,细胞代谢障碍,器官功能失调。如情绪过度会影响胃粘膜供血,胃肠动力出现异常变化,胃酸分泌异常。常言道“怒伤肝”,这是过度情绪影响了肝对血液的调节，增加肝的物质代谢负担。同时，机体应激反应释放大量激素，降低了自身的免疫功能。所以，不良情绪常常成为发病的重要诱因。

三、情绪过度有何表现

人们在生活中很有感触，当精神因素或工作压力过大，常常会出现失眠，食欲下降，甚至头晕、疲乏、烦躁不安。患有高血压病者，情绪过度，常使血压骤然剧升或出现血压不稳定难以控制，甚者发生脑中风；有冠心病的常诱发心律紊乱或心绞痛、心肌梗塞；糖尿病患者因应激性糖原分解增加，使病情加重；胃肠病患者会加剧胃肠运动和分泌，消化吸收功能紊乱，常腹胀、腹痛、腹泻或便秘；肿瘤发病与情绪不良也有密切关系。

四、如何精神养生

精神养生，其实是很容易的事，但日常生活中往往难以做到。这就要对正常积极的情绪加以合理科学地利用，如发扬爱心，积极奉献，奋发向上等，使之成为激励人生事业成功的动力和促进人体健康的有益因素。对过度、过急的不良情绪要积极避免。人生于世是非多，时时刻刻都有情感相随，确实做好精神养生是要经受考验的！

情志调摄是养生的重要内容，也是很现实的科学行为。正常的情绪是人类固有的，当一个幼稚的生灵降生于世，就是用“哇”的哭声告诉旁人：“我来了！”说明人的情志复杂难言。人是有血有肉有情志之物，情绪又是多样、多变的心理表现。情绪可改变人的行为和活动方式，可以改变人体机能，可以导致生理或病理变化，能说不重要吗？但在生活实践中，人们可以通过人与人交往，互相学习与交流来改变性格，调节不良情绪，达到精神自我调摄。

五、精神养生应心气和平，宽容淡泊

养生之道，是《黄帝内经》重要内容之一，其中对调摄情志，《上古天真论》提出这样要求：其一，在世俗的社会上能够恰当地安排处理自己的嗜好、欲求，这就是人们常说的“知足常乐”；其二，没有愤愤不平和怨恨之心；其三，在内没有无谓地耗费心力的忧患；其四，以恬静淡泊、愉悦旷达为要务。这样身处天地平和之气当中，身体不会憔悴，精神不会散失。清代养生学家金缨谓：“是唯心平气和，斯为载道之器。”这是告诉人们，唯心平气和，宽容淡泊，才能保持心理平衡与心身健康。

六、精神养生重在调摄情志，怡情畅志

遇到困难、逆境、忧愁、烦恼之事，唐代名医孙思邈的养生要决是“心诚意正思虑除，顺理修身去烦恼”，这是养性排之；《友渔斋医话》教人“当拂逆而善自释”，这是以理抑之；《黄帝内经》还提出“告之以其败”、“语之以其善”、“导之以其所便”、“开之以其所苦”，这是以道疏之。对亲人知己倾诉，排而泄之；改变不同的活动方式，分散情绪注意力，移情消之；“忧则失纪，怒则失端，忧悲喜怒，道乃无处”，就要冷静对待，以静制躁，清静养神，静而除之。这是告诉人们随时随地调整情绪使之相对稳定的方法。

七、精神养生要动静结合，因人而异

所谓动，外指适度的各种活动，如体育运动和文娱活动；内指适度的用脑。动以调神，保持人体适度的运动，以动来促进机体各项功能处于旺盛的状态，改善循环，提高免疫功能及对外环境的适应能力，有防衰抗老的作用。所谓静，内以清静养神，避免心神不宁、情绪紧张、烦躁，保证睡眠与休息；外要有宁静的环境，避免噪音等污染的

干扰。静以调神，合理的静能保证人体细胞物质能量及时补充，减少体内过度的消耗，调节大脑皮层中枢的稳定。根据气候、气温、环境的变化，及不同情绪与不同人的体质，精神养生切不可千篇一律，宜采用不同方式，科学、合理、适度地调节情绪，这样就可收事半功倍之效。如“笑口常开”，是一种动中求静、动静结合的养生方式。“笑”对神经调节、肌肉活动、血液循环、新陈代谢有调节作用，有消除疲劳、缓解紧张情绪的效果。所以，常言道：“笑一笑，十年少。”

（陈国源）

运动养生

一、为什么说生命在于“动则不衰”

“流水不腐，户枢不蠹。”这是中国古代以自然哲理来认识运动养生的一句名言。远古时代我们的祖先在野外生活感受寒湿风邪而关节肿痛，就懂得用“作舞以宣导之”的治疗方法。历史上无数寿星以“动则不衰”的生活方式告诉后人运动养生的奥妙。古希腊思想家亚里士多德在公元前 300 年也提出“生命在于运动”。运动养生是人类健康防病的重要方法。

运动养生是一种全身性的活动，是整体性的放松，对人体有提高潜能、增强整体素质、提高机体免疫力、促进健康、抵抗衰老的作用。对局部有提高骨关节与肌肉生理功能，增强肌肉组织再生，改善骨的血液循环，促进骨细胞代谢合成，防止衰老过程中肌肉萎缩、关节僵化和骨质疏松的作用。所以，“运动养生”是人类健康长寿一大要诀。在对 1 882 位 90 岁以上老人的调查显示，从事运动或劳动者占 90%。

二、运动养生有调节神经和预防心血管病变的作用

“运动养生”与局部紧张性质的“劳动”有些不同。从整体观来看，运动是一种宽松协调的生理性反射，有解除大脑皮质中枢紧张

度，消除疲劳，调节植物神经相对平衡的作用。有人通过适度的运动，改善了睡眠，比吃“安眠药”还有效果。运动养生对于植物神经功能紊乱是一张良方。

适度的运动，能锻炼心脏活动功能，扩张冠状动脉，增加心血流量和增加心脏排血量，促进全身血液循环，提高心肌细胞的潜能，能预防突发性应激性心脏病的发生。对动脉硬化、高脂血症，运动养生可以看作是人体防止内环境污染，消除体内过多“自由基”和过剩的“脂质”最好的“清道夫”，是首选非药性治疗方法。古代名医华佗崇尚运动养生，提出“动摇则谷气得消，血脉流通，病不得生”。还有人把运动养生比作“进补人参”。

三、运动养生促进呼吸与消化吸收功能

运动养生可以提高肺的潜能，增加肺的通气量，有利于二氧化碳的排出和氧的摄入，增加血氧饱和度，为机体提供能量，从而保证全身的健康。运动养生有促进气管纤毛运动和上皮细胞排泌的作用，能直接清除气道中的病原体与致敏物，故能增强肺的功能，防病抗病。所以，常运动的人不易感冒，适度的运动对慢性支气管炎亦有好处。

运动养生又可调节胃肠运动和消化液分泌，促进人体新陈代谢和食物营养的消化、吸收、利用。对于胃肠功能紊乱，具有双向调节作用：对于慢性便秘，有促进肠的蠕动、增进排便的作用；对于慢性腹泻，有调节胃肠过度运动，促进消化吸收，缓解胃肠功能紊乱的作用。

四、运动养生有增强肾功能和免疫的作用

适度运动对正常人能提高肾脏排泌功能，使人体代谢产物通过大小便和汗液排出体外，对肾的健康和抵抗肾的衰老带来益处。养生运动又是糖尿病的首选非药物治疗方法，也是防止糖尿病肾病的早期措施。运动时体温增高，T 淋巴细胞分泌抗体，杀灭细菌和病

毒。进行5分钟上下楼梯运动的实验研究发现，血中T、K淋巴细胞各增加一倍，自然杀伤细胞增加4～5倍，能起到有效杀伤人体内肿瘤细胞的作用，从而抑制和清除人体内肿瘤细胞。运动养生最终的结果是提高人的体质，增强免疫能力而少发病。

五、过度运动为什么会伤身

运动时间太短，运动量太小，达不到健身作用。相反，运动量过大，全身耗氧量增加，引起心肌过度收缩和心率加快，会使心脏超负荷地工作，对患有心脏病的人是十分危险的。特别是夜晚运动，使大脑皮层中枢兴奋过度，反而会影响休息与睡眠。过度的运动，还容易造成意外损伤，如肌肉韧带或骨、关节损伤，特别是患有骨质疏松症者易发生骨折。另外，过度的运动，细胞能量消耗过大来不及补充，常有低血糖性虚脱或晕厥发生。

六、如何掌握运动养生适度

运动养生应根据每个人耐力来确定运动量，名医孙思邈认为，“养生之道，常欲小劳，但莫大疲及强所不能堪耳”。对年轻人，强度较大的运动能增进体质。对老年人，如早晚锻炼，每次运动时间以15～20分钟为宜；运动后心律加快，一般控制在每分钟120次左右为限。运动后的效果，以人体精神改善、食欲正常、潜在疾病症状减轻或消失为度。华佗对运动适度提出：“体中不快，作一禽之戏，沾濡汗出。因上著粉，身体轻便，腹中欲食。”

七、为什么运动应持之以恒才有收获

运动养生要达到好效果，不是一日之事，而是终身之计。有的以“三天打鱼，两天晒网”的方式运动，往往达不到养生效果；有的运动养生坚持了一段时间，也有所收获，但由于某些原因而搁下，这时身体突然发胖，原来不良状况又恢复到了以前的水平。这是因为运动养生后机体生理状况调节到最佳程度，突然出现不合理的生活方式，打乱了人体“相对稳衡态”水平，神经、内分泌、组织器官、代谢机能又处于紊乱状态。运动养生获得成功者，关键在于坚持，因为人体衰老是一个过程，运动养生抗衰老的作用不是一次发生作用，而是作为一个良性因素在延缓和推迟人体衰退。古代养生学家嵇康在《养生论》中提到：“今以躁竞之心，涉希静之涂，意速而事迟，望近而应远，故莫能相终。”运动养生，只有以“滴水穿石”的信心、“铁杵成针”的精神、“持之以恒”的坚强毅力，才会获得成功。

八、运动养生为什么要因人而异

不同年龄段的生理基础不同，每个人的遗传体质差异很大，从事的职业不同，或存在不同阶段病理变化与衰老程度不一样，运动养生的方式、程度、要求也不一样。运动的方法很多，一般适合青年的运动有打球、游泳、赛跑等，适合老年人的运动有散步、慢跑、太极拳、体操、气功、按摩、浴身、健身球等。体质较弱的以散步为宜，体质较强的可以根据自己的爱好选择体力活动略大的项目。

不主张空腹活动，以饭后半小时为宜，常言道“饭后百步走，活到九十九”，尤其是糖尿病患者饭后活动有降低血糖的效果。各种疾病采用的运动方式，可根据疾病特点来决定，如胃肠功能紊乱可选择气功，糖尿病、冠心病可选择散步活动，植物神经功能紊乱可选择太极拳。在疾病治疗期间，要根据病情许可决定，以能耐受的适度运动为宜。运动中出现胸闷、心慌、头晕等身体不适症状，要马上终止活动。运动的幅度，从小到大、循序渐进，以能耐受为度。运动环境以空气新鲜、无噪音干扰、无污染者为宜。

（陈国源）

饮食养生

一、为什么“饮食养生”对健康至关重要

“安民之本，必资食”，“安谷则昌，绝谷则危”。自古以来，人们认识到饮食的作用是维持生命的基本保证，合理调配饮食是防病和保持健康的重要条件。因为人体的各种活动不断消耗能量，必须及时补充必要的营养原料来维持人体细胞代谢，保证机体各个器官功能正常。有了能量补充，才有健康的保证。“真气消耗，全仰饮食为资气血”，合理的饮食养生也是增强抗病能力的保证。

在消化系统方面，由于不同人群的基因和胃肠生理基础调节功能的差异，如胃肠道排空、腺体分泌、消化吸收等不尽相同，特别是存在病理基础的人群，饮食不当直接影响日常工作与生活，重视“饮食养生”对健康非常重要。在中国远古时代就有专门研究饮食防病治病的“食医”。“饮食养生”文化源远流长，是中华民族文化的宝贵财富。

二、饮食养生关键是“合理”二字

“合理”的“饮食养生”，不提倡没有依据过度限制饮食，也反对饮食无度，重要的是“因人而异，平衡适中”。

不合理饮食，包括饮食营养不足，过量、过度饮食，或饮食结构搭配不合理。如饮食中所含营养和微量元素不足与缺铁性贫血、脑萎缩、骨质疏松有关，长期高脂、高蛋白、高热量饮食使冠心病、高血压、糖尿病、痛风、高脂血症、动脉硬化和肿瘤疾病发病率增加，大量饮酒、暴饮暴食容易发生肝、胆、胰病变。总之，饮食营养不足，供不应求，有如“干旱地裂，草木枯萎”，发生的多为“贫穷病”；饮食营养过度，有如“洪涝成灾，万物腐朽”，多余的物质储积于体内成为有害产物，是许多“富贵病”的病因。只有饮食摄入与机体消耗保持平衡，才是健康的保证。

三、养生生活重在“饮食有节”

适度饮食指进食不要过量，也不要过度限制。如《黄帝内经》所说：“饮食有节，起居以时，故能形与神俱，而尽终其天年，度百岁乃去。”这是因为适度饮食，使消化器官的运动、消化酶的分泌、营养吸收消化、能量贮存与输出保持正常的规律，使体内内环境处于相对稳定状态。饮食过量的危害，也如《黄帝内经》指出：“饮食自倍，脾胃乃伤。”其直接加重胃肠负担，不利于消化吸收。自古有名训：“早餐好，午餐饱，晚餐少。”这是因为人体一天内生理功能与代谢变化是有一定规律的。白天活动量大，脑细胞耗能高，基础代谢旺盛，各种消化腺分泌消化酶、消化液增高，机体对食物营养需要量多，消化吸收功能比较活跃；晚上则相反，机体处于休息状态，过多热量在胰岛素作用之下合成脂肪，容易使人肥胖。

四、饮食养生与“一日饮食”

饮食养生提倡定时饮食，就是一日三餐要按时就餐。因为进食过程，就是人体大脑神经反射支配下的消化、分泌器官效应的复杂而有序的过程。打乱了这个规律，容易造成整体内环境的不稳定和消化功能紊乱。饥饱无时，久而久之会造成体质下降；随心所欲，暴饮暴食，冷热无度，是对消化器官的致命打击，急性胆囊炎、胰腺炎常由此暴发；消化功能差的人对生冷食物无法耐受；长期热烫饮食将不知不觉烫伤食道，后果不堪设想，特别是到了中老年容易发生食道癌变。

五、饮食养生的“合理调配”

饮食的合理调配，指饮食要多样化，配制要合理，不可偏食。通过饮食的营养吸收转化的互补性，来保证整体营养需要量与进出平衡性。饮食调配，中国人膳食习惯是以主食为主，以从事轻体力劳动为例，体重 65 公斤成年男子，每天吃主食 500 克、动物性食品 100 克、豆类 50 克、蔬菜 500 克、食用油 25 克。中国营养学会膳食结构标准，按平均每人每月计算：粮食类 14.2 公斤，薯类 3 公斤，干豆类 1 公斤，水果类 0.8 公斤，肉类 1.5 公斤，植物油 0.25 公斤。当代人常见的饮食结构不合理：多吃肉，少食粮，不进果，酒充肚，运动少，肥胖多，疾病来，无处藏！

六、饮食养生应“因人而异，体质有别”

一年四季气候变化对人体影响很大。春天温暖，宜多食绿色蔬菜；夏天炎热，宜补充清凉瓜果；秋天干燥，宜甘凉清润食物；冬天寒冷，宜热量较高的食品以御寒。

饮食养生提倡清淡饮食，多食素食水果，低盐少脂，对肥胖、大便秘结者尤为重要。而对胃肠功能紊乱、泄泻、消化吸收不良者，如多进蔬菜、水果，只能“雪上加霜”，加重胃肠负担，对身体健康很不利。

不同的疾病对饮食有不同的要求。动脉硬化、冠心病、高血压、高脂血症、脂肪肝病人要限制摄入高胆固醇高动物脂肪；痛风病人应严格限制饮酒，控制进食动物内脏与海产品等高嘌呤类食物；骨质疏松者提倡进食蛋和牛奶以补钙;糖尿病人控制碳水化合物的摄入是首选的非药物治疗办法;高血压、肾功能不全浮肿者,多进钠盐会加重病情。鱼和禽蛋是抗脑细胞退化的良方。适当喝茶、饮醋对健身有益。吸烟对人体有害。长期过量饮酒,后患无穷。

七、饮食养生强调"饮食卫生"与"科学进食"

饮食除了不食腐败、细菌污染的食品外,当前令人担心的是水源污染、土壤污染、农药污染、化学制剂对食品造成的污染,这些污染使许多肿瘤和不明原因疾病发病率增加,只能尽量避之。

饮食卫生,养成食前洗手的习惯,防止病从口入。进食时要情绪平和,用心专一,能保证大脑中枢的稳定与消化器官的功能协调,有利于消化吸收。细嚼慢咽,让消化液充分分泌,消化器官为消化前做充分准备,使消化吸收更充分。饮食之后稍事休息,或适当活动,对进食后消化有益。老年人切忌饱食后平卧入睡,因为进食后血液循环加剧,增加心脏负担,卧位又使膨胀胃体限制心脏收缩和舒张,对心脏病患者后果不堪设想。饭后激烈活动和立即洗澡也是一大禁忌。

(陈国源)

起居养生

一、起居养生是如何起源的

远古时代，我们祖先的居住在野外，与大自然搏斗而求生存。有巢氏发明“巢住穴居”，布衣氏发明“衣遮肉体”，燧火氏发明“火”而有熟食。这些原始起居生活的起源为中华民族的生存奠定了基础，使人类起居生活文化发生了根本的变化。随着时代的进步与社会文明的发展，人类的起居生活不断改善，达到了现代化水平，“起居养生”成了中国文化的重要组成部分和健康生活的主要内容。

二、现代起居养生重要吗

然而，由于当代全球人口高度膨胀，人类生活的代谢废物回归自然，并向大自然的资源无尽地获取，使自然环境遭到了严重破坏。同时，农药、化学制剂的使用，造成土壤、水源、空气、食品污染，生态失衡，这些威胁着人类健康与生存。社会竞争压力和心理承受精神压力的增加，以及都市快节奏的生活，使一些人的生物钟紊乱，亚健康人群增多。人类疾病谱发生了变化，心脑血管疾病、肿瘤疾病占发病率第一、二位，艾滋病的传播威胁着全球人类生命安全。所以，提倡科学、合理、卫生的“起居养生”可谓迫在眉睫。

三、起居不当为何危害健康

一些人群由于生理功能方面适应外环境能力差，或体内存在一些疾病，不良的外环境变化易对身心健康带来影响。同时，疾病的发生、发展与不良的起居生活关系密切。如纵情玩乐、无规律的起居生活，使大脑皮层失去平衡与协调而早衰；贪逸少动使体内代谢紊乱而肥胖；寝食无度、交际频繁使人生活规律失调，高血压、冠心病、糖尿病相应发生。因此，“慎起居、重调摄”是防病健身、延年益寿的重要环节。

起居养生包括“起居、外行、劳逸、房事、衣着”等内容，自古以来，提倡“起居以时”为要律。

四、四季起居养生应顺应自然

人类依赖自然界而生存，自然界的运动变化无时无刻不在影响人体，如一年有春、夏、秋、冬不同的季节，及雨、晴、风、雪和气温、湿度、环境的改变。人只有顺应自然运动规律的变化而起居，才能健康不病，这是中国“天人相应”的养生观。春天风和日暖，白昼渐长，草木发芽，蛰虫伏起，人体充满生机，给人带来精神奋发喜悦之情。同时气候寒暖多变，人的皮肤汗孔开合和气管调节功能变化较大，易外感风寒和患呼吸道疾病。春日居室空气要流通，宜晨时早起，提倡户外散步活动锻炼身体，增强对外界环境变化的适应能力。夏季草木茂盛，白昼时长，是人类养生的好时光，要早起活动避午热。天气炎热，暑湿交加，出汗过多，易造成体液不足或排汗困难，散热不力而中暑，所以夏天宜多补充水分，注意防暑。但不可过于贪凉，如入睡吹风扇或空调温度太低，常致暑热夹外感。秋季秋高气爽，气候宜人，适合于外出旅游休闲。白昼渐短，入夜早睡，早起活动。同时气候干燥，早晚温差大，宜多进水果防燥。“宁可常带三分寒，不可棉裹一身汗”,防止过早添衣,提高机体御寒能力,以“应秋临冬”。冬季寒冷,草木凋谢,昆虫蛰伏,日短夜长,人的体力消耗相对减少,宜早睡晚起,沐浴阳光,增加锻炼,促进体内代谢,防止骨质疏松等疾病的发生。

五、一日如何注意起居养生

一日有“朝、午、夕、夜”不同时辰,人居与地球同转,体内神经、内分泌活动是有规律的。如上午肾上腺皮质激素分泌较多,基础代谢旺盛,神经活力强,下午则下降,夜间人体功能处于抑制状态,因此,工作效率时差大。起居养生应按自己的生物钟有计划、科学地安排作息,上午适当多安排工作,切忌夜间紧张繁忙。

居住环境应空气洁净无污染,居室宁静无噪声干扰,通风采光适宜。居室湿度夏季30%～70%、冬季30%～40%为宜。温度夏季最理想为24～26℃,冬季16～18℃。良好的生活环境,可使人健康增寿。

六、运动和劳动宜劳逸结合,科学调摄

坚持适当的体力运动和劳动,能直接锻炼肢体,使关节运动灵活,肌肉发达而不易萎缩,又能抵抗骨质疏松,对心、脑、肾、肺功能和全身组织代谢都有促进作用。适度用脑对脑细胞代谢、活跃思维、抵抗脑功能过早衰退有好处。有关统计资料表明,80%的长寿老人均长期从事体力劳动,许多名著是作者在高龄时写下的。我们日常所见的老年人中也有长期从事体力劳动和脑力劳动者,退休后“刀枪入库,解甲归田”而出现动作不灵,思维迟钝,体质下降,衰老加速。古云:“心要常操,身要常劳,心愈操愈精明,身愈劳愈强健,但自不可过尔。”所以,运动与劳动是一件好事。但无论是体力过度还是用脑过度对人都危害极大,应做到劳逸结合,劳不过度,逸不损神,体脑间用。

七、如何调摄休息与睡眠

休息与劳动相对，是人体生命周期性保护机制。睡眠是休息的方式之一，人生有三分之一时间是在床上度过的。合理、有效的睡眠对消除人体疲劳，调节机体神经内分泌和代谢功能的平衡有重要作用，也是养生不可或缺的要素。由于每个人体质不同，因此睡眠的时间和质量、效果因人而异，都有自己的适度。一般睡眠在 8 小时左右。睡眠过短，不足 4 小时，脑细胞得不到休息和能量补充，同时会影响各个器官功能，有损健康。睡眠过长使神经中枢过度抑制，各器官功能也会减退。中国人有午休习惯，适量午休(一般在半小时至一小时)是对一天活动中间的“加油”，能促进肝、肾、脑、血液供应，减轻心、脑脏器负担，恢复精力，缓解疲劳。

八、为什么房事养生有益延年益寿

性功能是人体的正常生理现象，也是人类一种本能。如《汉书》班固云：“乐而有节，则和平寿考，迷失弗顾，以生疾而损生命。”性生活是在大脑皮层中枢、性器官和细胞兴奋状态下完成的一种正常生理反射，在生理上表现为极化和复极化过程。为保持细胞的兴奋性，必须有休止期保护，这就要“节欲”。高度、频繁或持续的性刺激，可使大脑皮层中枢会失去平衡而出现植物神经功能紊乱和早衰。男性性器官和性细胞过度兴奋及过度分泌，会出现性功能衰退的“阳痿”。又如《寿世保主》提出：“年高之人，气血皆弱，阳事辄盛，必慎而抑之……若不制而纵欲，火将灭更去其油。”老年人性机能减退，应视其体质强弱而定，以少为佳。对他们提倡适度和谐的性生活而不是“绝欲”，有利于调节精神，舒畅身心，防止性细胞进入睡眠状态，对健康长寿有好处。

（陈国源）

心脏养护

一、为什么心脏养护事关重大

心脏是人体的重要器官，心脏的正常收舒运动，为全身提供了血液供应，保证了各器官和组织细胞的正常功能。心脏活动一旦停止，人的生命也就终止。心脏具有独特的“泵”的功能，一个中等身材成年人心脏每分钟搏动 80 次，每天心脏要不停搏动 115 200 次，将有 7 780升血液输送到全身各组织细胞。一年心脏要不停搏动 4 200 多万次。以 70 岁寿计算，一生心搏量有 20 吨。心肌细胞没有再生功能，而是随着年龄增长而衰退。因此，注意心脏养护，延缓心脏衰老，关系到整体的健康和寿命的长短。

二、如何预防先天性和感染性心脏病

不少先天性心脏病与基因遗传有关，原发性高血压、冠心病亦与遗传因素有关。母体孕期宫内病毒感染，放射性照射，使用细胞毒药物，酗酒后同房，可使遗传基因突变或染色体畸变。因此，除避免近亲结婚外，孕期还要阻断各种诱发先天性心脏病的因素。

溶血性链球菌感染性咽炎、扁桃腺炎可致风湿性心脏病，病毒性感染后可发生心肌炎。平时应注意锻炼身体，预防感冒，增强体质，提高免疫力，防止感染性心脏病的发生。

三、如何调摄情绪预防心血管疾病

情绪过度激动，暴怒激昂或狂喜过度，可使大脑皮质中枢抑制与兴奋过程发生紊乱，交感神经亢进，儿茶酚胺增高，全身小动脉痉挛，可出现血压增高或高血压病，发生脑溢血；冠状动脉痉挛可出现心绞痛，心律失常，重者可发生心肌梗塞、心源性猝死。许多中年人，特别是中流砥柱的高级知识分子，因事业上的压力，思虑过度，过劳成疾，突发心梗、脑出血而英年早夭，令人惊惜！故平时要注意调心养神，乐观宽容，遇事心气平和，安神冷静，预防心脑血管疾病的发生。

四、如何饮食调护预防动脉硬化性心脏病

心脏活动需要营养和能量，经常食用蔬菜和水果，进食鱼类、瘦肉、豆制品、脱脂奶、植物油可营养心脏，又可防治动脉硬化。这些食物富含植物纤维、维生素、矿物质及微量元素。

心脏活动需要钾、钠、钙、镁等微量元素。钾主要来自蔬菜、水果和瘦肉。钾可影响心肌的兴奋性和心肌收缩力。人平均每天需要钾约 3 g。如血钾降低，心肌兴奋性增强，可出现心律紊乱；如严重缺钾，可出现心肌收缩力减弱，心肌纤维断裂，局灶性坏死；血钾过高，可出现心肌兴奋性降低，传导阻滞，心脏停搏。钙主要来自蔬菜、水果、瘦肉、奶和蛋、鱼类等。钙每天需要量为 0.5～0.8 g。钙可影响心肌兴奋性和心肌收缩力。血钙降低，心肌的兴奋性和收缩力降低；血钙增高，心肌的兴奋性和收缩力增强。镁主要来自蔬菜、谷、鱼类、瘦肉、硬壳果类。镁每天需要量为 200～300 mg。血镁降低，心肌兴奋增高，可发生心律紊乱；血镁过高，心肌兴奋性和收缩力降低，血压下降，重者心脏停搏。

养护心脏，饮食宜清淡，不食用高胆固醇、高脂肪、高钠饮食，预防血脂增高和动脉硬化造成心脑血管疾病发生。少量饮酒，可改善微循环，增加冠血量。适量饮茶，可降低血脂，保护心血管，但过度饮浓茶，可兴奋心脏传导系统，出现心律紊乱，影响睡眠。长期大量吸烟，可造成血氧浓度降低，一氧化碳增高，损伤血管内膜，容易发生心脑血管疾病。

五、如何运动养护心脏，增强心脏潜能

适度的运动，可增加冠状动脉循环血流量，改善心肌营养，提高心脏潜在功能。同时可预防肥胖，防止动脉硬化。然而，运动量过小，达不到锻炼效果，超负荷的激烈运动，又会损伤心脏。因此，心脏运动养护应因人而异，适度循进，持之以恒。简单衡量运动是否适度的方法：一般对于 50 岁以上的人，运动时汗微出，轻微气喘心慌，或心率达到每分钟 120 次时，说明运动量已达到心脏耐受程度。

六、中药如何调理养心

现代医学的“心脏”，是指解剖学上的器官，中医的“心脏”还包括大脑等神经系统的功能表现。传统的中医对心脏养护具有独特的效果，对现代医学所指的心脏疾病，应用辨证论治治疗也有良好的效果，但应在明确诊断后有针对性地调理。如心悸气短，疲乏多汗，舌淡脉虚，可用党参、黄芪、白术、茯苓、大枣、炙甘草等补益心气；心悸不寐，口干咽燥，苔少脉细，用麦冬、沙参、五味子、枣仁等滋养心阴虚；胸闷胸痛，心烦心悸，舌暗红脉涩，可配合丹参、柴胡、郁金、三七理气活血。

（陈国源）

肺脏养护

一、肺脏的生理特点与养护意义

肺脏是机体进行气体交换的重要器官，它吸入人体需要的氧气，排除出体内代谢产物二氧化碳，保证全身组织、细胞能量代谢正常进行。肺脏的呼吸通过鼻腔、气管和支气管与外界相通，每天吸入空气的量可达 9 000 升。充满细菌的空气经过气道后，支气管以下至肺泡几乎没有细菌，这是因为鼻纤毛的过滤作用及呼吸道上皮细胞排泌和巨噬细胞杀菌、溶菌作用。如果没有健全的呼吸系统的防御功能，肺脏将随时面临灾难，机体的新陈代谢就无法正常进行，人的健康也将受到威胁。注意肺脏的养护，可提高和健全呼吸系统防病抗病能力，是人体健康与长寿不可忽视的重要环节。

二、为什么肺脏养护首要的是避免有害气体的吸入

吸入空气中有害的气体可引起肺和全身病变。如一氧化碳、二氧化硫、甲醛、有机磷农药，吸入过多可造成人体中毒，危及生命。常吸入二氧化碳、煤尘、棉纱纤维，可造成肺纤维化和老化，引起矽肺、煤肺、尘肺疾病。所以对肺的养护，首先要避免吸入有害气体，提高空气质量，改善生活和劳动环境，积极预防和控制空气污染。居室要

通风，避免住房过度装修，出现自我中毒现象。注意预防病原微生物从鼻而入，在上呼吸感染流行期间，应注意戴口罩(可阻挡70%的细菌和病毒)。吸烟对健康不利，烟草含有尼古丁、氨酸吡啶、氢氰酸及一氧化碳等有害物质，这些有害物质可损伤呼吸道粘膜，抑制纤毛活动，不利于排痰来清除呼吸道异物，降低肺泡吞噬细胞功能，影响肺的正常免疫作用。

三、运动锻炼对肺的养护有何益处

肺的养护运动包括局部运动和全身运动。局部运动为扩胸运动、深呼吸运动、腹式呼吸，全身运动为跑步、打球、爬山等较激烈运动。正常人的肺功能，在平静时每分钟通气量为4 200 mL，运动锻炼时可提高到12 000 mL。由此可见，肺的养护运动可以增强肺的通气潜能，提高机体血氧饱和度，促进人体新陈代谢。同时，局部运动有增进呼吸肌群的发育，使其健壮；全身运动还可提高整体耐力和应急能力，具有增强体质、提高防病抗病能力的作用。然而，肺的运动养护应当适度循进，因人而异。

四、情绪过度对肺脏有何影响

中医认为“悲忧伤肺”，指的是肺主升降，情绪过度，会影响气机运行，使正气受损，血脉不畅，导致脏腑功能失调而发病。现代医学认为，不良的心理因素，不但会影响呼吸功能，还会造成人体T细胞和B细胞功能下降，影响抗体形成，降低免疫力，容易发生呼吸道感染和肺疾患。对慢性肺病，如肺结核、哮喘病、慢性肺功能不全，不良情绪是诱发和加重的因素。因此，调整情绪是保证肺脏健康不可忽视的重要环节。肺的情绪调摄，指的是不要忧虑过度，要以开阔的胸怀、乐观的心理自我解脱，积极化解不利因素和各种矛盾，避免肺的功能受到伤害。

五、如何注意饮食养肺

中医认为，肺为娇脏，不耐寒热、恶燥，易痰阻。饮食养护肺脏，关键要辨别不同体质和病态，依人体寒热虚实、气候燥湿、食物温凉选择不同的饮食。如平素多痰湿，属过敏体质之人，或咳嗽痰多，患哮喘病人进食鱼虾之类海产品，会助痰生湿，对健康和病情不利。这些与食物蛋白质过敏相关。平素大便溏薄，或咳嗽多痰长期不愈之脾肺虚弱病人，进食梨一类水果和萝卜一类蔬菜，会加重病情，这是因为这类食物寒冷，会促进呼吸道粘液分泌，增强咳嗽反射刺激，造成呼吸道功能紊乱；相反，口干咽燥，急性咳嗽无痰的病人，应用上述瓜果蔬菜能清热润肺，有利于疾病康复。

六、咳嗽为什么不能滥用抗菌素

我们常常见到这样病人，一见咳嗽就自行随便应用抗菌素，或咳嗽不愈，长期更换使用多种抗菌素，结果病情未能得到控制，咳嗽经久不愈。殊不知咳嗽本身是机体对呼吸道有害物质的一种防御性排除的生理过程，病人通过咳嗽排痰，清除了呼吸道微生物。有些咳嗽可以自然而愈；有些属于呼吸道高敏状态，上皮细胞功能分泌亢进出现咳嗽症状，而非细菌感染所致；有些咳嗽是肿瘤、心脏疾病、药物反应出现的信号。所以对咳嗽症状应认真分析病因，根据病情需要，严格掌握使用抗菌素指征，属于感染所致咳嗽，才能使用抗菌素，以避免抗菌素药物的副作用造成对机体的损害并延误治疗。

（陈国源）

肝脏养护

一、肝脏有何重要功能

肝脏是人体内一个巨大“化工厂”,它担负着糖、脂肪,蛋白质、维生素和激素代谢的重任;它制造胆汁,帮助食物消化吸收;它解毒体内代谢过程中有害废物和外来毒素;它还参与免疫、淤血、水和电解质调节。肝脏是维持人体健康的重要器官,而且肝脏有很旺盛的再生能力,当肝脏切除一半,残留的肝脏细胞仍能照常工作。肝脏又是一个任劳任怨的器官,有很强的代偿功能,当肝功能下降时,不一定表现出症状,很容易被人们忽视。因此,无论是平时的肝脏养护还是病后的肝脏养护都非常重要,可避免肝脏过度代偿或潜在病变落到不可收拾的地步。

二、如何饮食养护肝脏

肝脏是人体的重要器官,肝脏活动要靠饮食营养来补充能量。对肝脏有益食物如五谷杂粮、水果、蜂蜜,能补充肝脏所需要热量,增加肝脏解毒功能。动物瘦肉类、禽蛋类、鱼、虾、贝类是补充蛋白质的食物,能促进肝脏细胞的修复和再生。肝脏还需要多种维生素供给,牛奶、蛋类、动物肝脏、胡萝卜等富含维生素 A,黄豆芽、绿豆芽、全麦

等富含维生素 B_1，大米、大豆、绿叶菜等富含维生素 B_6，新鲜蔬菜(如西红柿、青椒)和水果(如鲜枣、猕猴桃、山楂等)富含维生素 C。醋有散淤解毒和帮助消化吸收的功效，适量饮醋，有益于肝的保健。绿茶有清热解毒、舒神清脑功效，实验证明它有抗淤和防止血小板粘附聚集，减轻白细胞下降等活血化淤作用，适当饮茶，有益肝脏健康。

饮食养肝，要注意平衡、适度、有节。少进食脂肪，少饮酒，防止脂肪肝和肝硬化。注意饮食卫生，预防病毒性肝炎。

三、如何调神养护肝脏

中医认为肝主疏泄，怒伤肝。指的是不良的情绪会影响肝的疏泄功能，故强调“善养肝脏者，莫切于戒暴怒”。肝脏情志调摄，需要有稳定平和的心境，防止因欲望过高而情绪大起大落，或“暴怒伤肝”。因为过度的情绪，交感神经亢进，造成全身血管收缩，影响了肝的血液供应与调节，增加肝的物质代谢负担。同时，机体应激反应释放大量激素，自身的免疫功能降低。所以，不良的情绪常常造成机体抵抗力下降，是诱发各种肝病的因素。肝病患者，要有坚强的意志，树立信心，克服急躁情绪，认真配合医生的治疗，使自己从疾病的束缚中解脱出来，防止疾病迁延、反复，甚至加重病情。

四、为什么肝脏养护要注意“劳逸结合”

许多肝病在发病前，常由于过度疲劳而诱发。这时因为机体过度疲劳时，整体能量消耗增加，免疫功能下降。肝脏要加倍努力工作来应付全身各个器官的能量需求，久而久之，肝脏超负荷的劳动，使肝脏由代偿阶段到失代偿，出现肝疲劳性肝功能衰退。同时机体免疫力下降，很容易招惹嗜肝性病毒感染，肝脏病变终于暴发了。因此，应该尊重肝脏生理特点，避免过度疲劳，注意起居生活，劳而有度。当出现肝功能异常时，根据病情注重休息，必要时应卧床休息。

五、如何防止医源性肝损害

从现代医学研究表明，几乎所有药物进入人体后都要经过肝脏进行代谢转化，许多药物对肝脏都有损害，如抗菌素类，解热镇痛类，抗结核类，神经、消化、代谢系统疾病治疗药，麻醉、驱虫类药，激素类药，及一些中药如黄药子等。患有肝脏疾病或肝功能不良时，对药物清除速率降低，更容易引起药物的不良反应。所以，在治疗疾病时，都应考虑应用的药物会不会损害肝脏，尽量减少不必要的用药，减轻肝脏的负担。当肝脏出现病变时，治疗肝脏用药也应有针对性，避免因保肝药应用过多，反而给肝脏带来不必要的负担，更不能单纯依赖保肝药物，应考虑多方面因素来保护肝脏，采取综合性措施。

平时应避免过度饮酒，防止发生酒精性肝硬化。肝脏发生病变时，不能饮酒，否则将会加重病情。

六、如何早期发现肝炎

近日出现没有其他原因可解释的全身疲乏无力，食欲不佳，厌油，恶心呕吐，肝区疼痛，腹胀腹泻，尿如浓茶，经休息不能缓解，又近期与肝炎患者有密切接触，或进食过不洁海产贝类食物，或有血源性、不洁性接触等传染途径，要高度怀疑肝炎的可能性，应及时到医院进行肝功能和肝炎病原学检查。

（陈国源）

脾胃养护

一、如何养护脾胃

中医的脾脏与现代医学脾脏有不同的概念,前者包括食物消化吸收与血液循环等功能表现,后者指实质性解剖器官,具有造血与免疫功能。中医“脾胃”共为后天之本,“胃主受纳,脾主运化”,脾有生化气血作用,其在很大程度指胃肠的消化吸收功能,全身营养有赖于脾的滋养。然而,脾胃又很容易受到饮食、情绪、气候、药物影响,造成功能紊乱。脾脏的养护,很大程度就是保养胃肠的消化吸收功能,避免各种因素损害,从而保证人体的正常发育,健康成长。

二、如何饮食调理脾胃

食物从口而入,经过食道,胃受纳之,肠道消化吸收,饮食质量直接对消化道产生影响。食物温度应适宜,过热与刺激性食物会烧伤或损害食道,引发食道炎症;过凉食物刺激胃肠,会影响胃肠的正常蠕动。食物应容易消化吸收,避免坚硬的食物直接造成胃的损伤。注意食物卫生,避免化学、细菌污染和腐败变质的食物造成消化道感染引发急性胃肠炎。

调护脾胃,进食的食物应适度,不足则达不到营养补充的目的,过饱将会增加胃肠的消化负担。食物应富有营养，才能保证全身各器官和组织细胞正常代谢所需要的能量。要根据不同的体质选择不同的食物。平时消化吸收功能差，进食易腹胀，大便溏薄，排便次数较多的脾胃虚弱之人，应以淀粉类米、面食等容易消化食物为主，切忌过多进食蔬菜、水果和薯类等较寒冷食物，以减少对胃肠道的刺激。相反，平时，大便秘结，应提倡多进食上述富有纤维食物，促进肠道运动和排便功能。

三、如何调摄情志养护脾胃

中医认为“过思伤脾”，这是因为思虑过度，神经中枢紊乱，脑肠平衡失调，影响胃肠道神经递质正常释放和消化酶的分泌，也影响胃肠正常排空和蠕动，干扰胃肠道消化吸收功能，同时容易造成幽门括约肌功能失调，胆汁返流，造成胃炎或胃溃疡。有些人情绪过度时，表现睡眠障碍、抑郁心慌、食欲不振、腹胀、便秘或腹泻等植物神经紊乱与消化道症状。久而久之，消化吸收功能紊乱，体质下降，免疫力减低，引发体内潜在疾病。

情志养护脾胃，要避免情绪过度，避免忧思寡欢、过度紧张与劳累，保持稳定、开朗的情绪，乐观的心态，广阔的胸怀。积极上进而不是激而无度，欲望不止；劳而有退不是萎靡不振，忧心忡忡。要防止情绪过度造成对脾胃的伤害。

四、如何注意健康生活方式养护脾胃

按各自的生物钟建立有规律的生活，按时作息、进食，劳而有度，饥不过时，食不过度是保证胃肠正常消化吸收的基本条件。

避免过度进食过辣等刺激性食物，避免浓茶、浓咖啡、炙煿熏腌食物，以防损伤胃粘膜。

去除不良嗜好，戒除吸烟和饮用烈性酒习惯，可防止各种胃病的发生。烟草能刺激胃粘膜过度分泌胃酸,还能导致胆汁返流;大量饮酒或过度饮用烈性酒,能使胃粘膜充血、水肿,重者出现糜烂,造成各种胃病。

五、如何防止医源性胃肠病变

口服药物,首先是进入胃部,对胃有病变者,应警惕药物的副作用,如阿司匹林、消炎痛、保太松、强的松、红霉素、利血平等对胃粘膜有损害。口服上述药物以饭后为宜,可减轻对胃的刺激。服药后如出现上腹不适、黑便者,应考虑消化道粘膜出血,停止使用。

中医认为"苦寒败胃",长期使用苦寒中药也会影响胃肠消化功能,应辨证用药,中病则止。

临床上还常常见到一些病人,一腹泻就滥用抗菌素,甚者长期反复使用,不但效果不佳,对机体健康也不利,延误原发病的治疗。因为慢性腹泻可见于感染性,也可见于胃肠功能紊乱或肝胆疾病、肿瘤疾病等。应明确诊断,针对病变治疗,严格掌握使用抗菌素指征,避免带来不可收拾的后果。

六、如何应用中药调理脾胃

胃病伴有疲乏倦怠、口干咽燥、大便秘结、舌红少苔、脉细,属于气阴不足,宜益气养阴,应用中药:黄芪、白术、沙参、石斛、白芍、麦冬、玉竹等;伴有疲乏无力、食后腹胀、大便溏薄、舌淡苔白、脉虚,属于脾胃虚弱,宜健脾和胃,应用中药:党参、茯苓、白术、芡实、淮山、莲子、红枣。

(陈国源)

肾脏养护

一、为什么说肾脏养护是保证人体健康的重要内容

肾脏是人体的实质性器官，是维持水、电解质平衡，排泄体内代谢产物和有害物质，保持内环境稳定的重要器官。中医的“肾脏”还包括生殖等系统的重要功能表现，并认为“肾为先天之本”，“肾主水，肾藏精，肾主纳气，肾主骨，生髓通脑”，“肾为水火之脏，内寓元阴元阳”，“肾气”盛衰决定着机体发育、生长、强壮、衰老等整个生命过程。所以，中、西医所指的“肾”是有很大区别的，科学地养护肾脏，是保证人体健康的重要内容，切不可掉以轻心！但现实生活中，人们往往对肾脏的概念和肾的保养缺乏足够的认识，同时许多肾脏疾病以隐匿性存在，临床上不表现出明显症状，很容易被忽视。这不仅对人体健康有很大影响，而且可以直接缩短人的寿命。如血肌酐升高超过正常值时，肾小球滤过率已下降到正常的70%。

二、如何防止感染源及相关病累及肾脏

避免人体接触有害物质，如污染的食品、水源、化学物质等通过不同的途径损害肾脏；经常保持会阴部与尿道口清洁，注意性生活卫生，防止细菌与病毒通过尿路逆行性感染；平时注意适当多饮水，保

持每天有足够尿量清除体内代谢产物及有害物质;保持小便通畅,积极治疗影响小便功能的疾病,如尿结石、前列腺肥大等疾病;及时治疗体内感染病灶,如扁桃体炎、鼻窦炎、皮肤脓肿、疮疖等,以防病变累及肾脏;注意与肾脏相关的原发病治疗,如高血压动脉硬化,糖尿病,高尿酸血症,红斑狼疮,乙型肝炎,溶血性、失血性疾病,过敏性紫癜疾病等。

三、为什么说肾脏养护要注意精神调摄

情志过度与肾病发生关系密切。中医认为“恐伤肾”,惊恐之时,确能致人尿失禁,阳痿、遗精80%与精神因素有关。情绪过度会使大脑皮层功能紊乱,机体免疫能力下降,肾脏的血供不足,容易诱发各种肾脏疾病或加剧原有的肾病。所以,注意精神调摄,保持稳定的心态,精神愉快,心理乐观,能保证全身与肾气血通畅和肾脏功能正常,也是对肾病的一种防范。对已患有肾病的病友,更应强调情绪调摄,这是延缓肾功能衰竭的基本条件。

四、如何保证肾的健康饮食

有益于肾脏的健康食品包括蛋白质、糖类、维生素、碱性食物,如牛奶、鸡蛋、瘦肉、鲫鱼,瓜果如南瓜、西瓜、冬瓜、绿豆、赤小豆、土豆、莲藕。肾脏健康饮食宜清淡,少食脂肪、胆固醇和高盐饮食,提倡适当饮茶。

肾病饮食强调搭配合理,注意卫生,且应因人而异。肾炎患者主张多食含维生素丰富的蔬菜和水果,低盐少脂,清淡饮食。肾炎急性期应根据体内消耗状况,保持营养与体液平衡,调整饮食,限制蛋白质摄入,轻症30~40 g/d,出现少尿、浮肿、高血压者,应限于20 g/d,限制水钠,供给充足的碳水化合物。如血压偏高,宜玉米、荠菜、芹菜。尿血者,宜藕节、马兰头、荠菜。水肿尿少,宜鲫鱼、鲤鱼、

羊奶、赤小豆、冬瓜、丝瓜。慢性肾功能不全的患者应予优质低蛋白补充，如牛奶、鸡蛋、鲜鱼、瘦肉等，以满足体内蛋白质的代谢需要，减少体内废物积累，减轻氮质血症；主食宜含蛋白质低的碳水化合物食物，如麦淀粉（洗去蛋白质的面粉），亦可配合含淀粉多的南瓜、土豆、地瓜、粉丝、藕粉等，保证充足的维生素和无机盐，并随时调整水钠摄入。

五、运动锻炼对养护肾脏有何意义

运动锻炼，能增加心血流量和心排血量，促进肾脏血液循环，增加细胞氧合度，提高肾细胞的潜能，增强肾代谢功能。运动可提高肾脏排泌功能，使人体代谢产物从大小便和汗液中排出体外，增进肾脏的健康和防止肾病发生。同时，通过适度的运动，增强体质，使肾病患者不易发生感冒，减少肾病的诱发因素。非急性期肾病患者伴有植物神经功能紊乱出现失眠症，通过适度的运动，可以改善睡眠。但运动要防止过度，急性肾炎发作期，应注意休息，切忌剧烈运动，促进疾病早日康复。

六、肾病患者如何注意起居生活

肾脏病患者由于生理功能下降，适应外环境能力差，或肾病经久不愈，不良的外环境变化对肾病患者心身健康带来影响，所以肾病患者应当注意起居生活，劳逸结合，防止肾病复发，促进肾病康复，延缓肾功能减退。急性肾炎发作期间，为控制病情发展，必须卧床休息。肾炎康复期，根据体质状况，可以进行适当的体力运动，锻炼身体，这对心、脑、肾的功能和全身组织代谢都有促进作用。春天气候寒暖多变，肾脏病人皮肤汗孔开合调节功能变化较大，易外感风寒而旧病复发，应注意预防呼吸道感染。夏季天气炎热，出汗过多，体液不足，肾病患者，应根据不同肾病与肾功情况，宜适当多补充水分，注意防暑。秋季气候干燥，早晚温差大，宜进水果防燥。冬季寒冷，肾脏病患者体力消耗相对减少，宜适度锻炼，促进体内代谢，预防肾病复发。

七、如何注意肾毒性药对肾病损害

药物有治疗疾病作用，但多少也有副作用，大部分药物是经过肾脏排泄的，所以肾脏很容易受到损害。中药治病，自古以来，分为上、中、下品。并指出上品能补养、无毒，可长服、久服；中品能治病补虚，无毒或有小毒，斟酌使用；下品专主大病，多为有毒，不可多服、久服。现代中药研究发现，木通、防己、细辛、雷公藤等有肾毒性。西药如抗菌素类如先锋霉素Ⅰ、先锋霉素Ⅱ、庆大霉素、卡那霉素、磺胺药、利福平等，非类固醇类如消炎痛、阿司匹林、布洛芬等，抗癫痫药如苯妥英钠，及各种血管造影剂等都能够造成肾损害。所以，当肾脏有病变时，用药应特别慎重，以免加重病情。

（陈国源）

漫谈便秘与调理

便秘指排便困难，大便坚硬，每周排便不超过 2 次或更少。是一种很常见的症状，它不同程度影响人的生活质量，对健康很不利。正如汉朝王充在《论衡》中指出："欲得长生，肠中常清；欲得不死，肠中无滓。"故便秘不能不引起人们的重视。

为什么会发生便秘呢？便秘可见于肠道器质性病变的表现，也可见于无明显器质性疾病。通常把后者称为习惯性便秘。常见因素有：

(1)先天性因素，结肠平滑肌肌间和粘膜下神经节缺乏，受累的肠段不能协调性舒缩，无推进性运动，使粪便不易排出而便秘。

(2)后天因素，腹肌、提肛肌衰弱，如年老体弱、肥胖、怀孕、分娩过后。

(3)内分泌及代谢性疾病，如糖尿病、甲状腺功能减退、甲状旁腺功能减退、脑垂体功能减退等，因肠道蠕动功能减弱而便秘。

(4)中枢神经系统对肠神经丛的调控异常，引起肠运动功能障碍而发生便秘，见于帕金森病、锥体外系、脊椎病变等疾病。目前还认为，一氧化氮能使神经纤维兴奋性增高，肠运动受到抑制，也会产生便秘。

(5)系统性疾病，如系统硬化症、皮肌炎，由于肠道平滑肌被胶原纤维取代或肠平滑肌萎缩而影响肠道运动减弱产生便秘。

(6)胃肠激素及神经递质异常，结肠粘膜中 P 物质、血管活性肠肽及胃动素含量减少，5-羟色胺、内源性阿片肽浓度增加，使肠胀力、收缩增强，推进性蠕动减弱而产生便秘。

(7)医源性因素，长期服用吗啡等镇痛剂，抗抑郁药如丙咪嗪、阿米替林、多滤平，抗帕金森病卡马特灵，及抗胆碱能药等，可抑制肠道运动，使排便频率下降。钙、铝抗酸剂，因收敛作用而致便秘。滥用止泻或导泻药均可导致便秘，特别是长期应用泻药，可造成肠道运动药物的依赖性，不利于自主排便。

(8)生活规律失调，进食食物纤维含量太少，情绪抑郁，缺乏体力活动或长期卧床不起，老年人肠功能老化，没有养成定时排便习惯等均可造成便秘。

长期便秘对人体健康有何影响？主要有以下几方面：

(1)由于长期便秘，用力排便，粪团淤滞使肠腔内压力增高，压迫肠壁致退行性病变，薄弱部分膨出、损伤，形成结肠憩室及并发憩室炎。

(2)长期便秘及用力排便，粪团淤滞压迫肛管、直肠静脉丛，造成回流障碍。久而久之痔核形成，并容易引起痔出血和肛裂出血。

(3)粪团淤滞压迫输尿管，导致尿液返流，诱发尿路感染。

(4)女性长期便秘，可增加发生乳腺癌的危险性。

(5)对心血管疾病的危险性增加。用力排便，可增加心脏负担，对心功能不全者可诱发心衰；冠心病者会加重心肌缺血；高血压病人因血压骤升，容易发生脑血管意外。

(6)便秘排便用力，对原有腹腔脏器及血管病变危险因素增加，如脾破裂或动脉硬化引发肠中风。

(7)排便之时，将体内代谢废物如尿酸、尿素氮等物质排出体外，减少肠道内细菌繁殖及排除其毒性物质。长期便秘，会加重高尿酸血症或促进尿结石，加速肾功能衰退和增加肝脏负担。便秘还会诱发胆结石，导致肠道病变等。

(8)中医认为，“肺与大肠相表里”，临床治疗肺的疾患，当肺气壅塞出现便秘，应用通腑治疗，肺部症状很快能缓解。同样的道理，便秘对肺部疾病是不利的，这是因为便秘排便时，由于腹腔压力增加，对胸腔、呼吸肌、肺泡呼吸带来不利因素。

便秘如何防治？首先要明确诊断，属于器质性疾病，要针对原发病进行治疗。属于功能性便秘，以自我调理为主。下面介绍几种方法。

(1)注意保持情绪开朗，因为大脑中枢与肠道互动平衡，保证肠道运动功能正常，有利于正常排便。

(2)养成按时排便习惯，形成直肠对排便产生正常条件反射，可防止便秘发生。

(3)多进食富有纤维的食物，水果类如香蕉、苹果，蔬菜类如番薯、黑木耳、韭菜等。这些食物的植物纤维能吸收水分，刺激肠道蠕动，增加排便。

(4)增加体力活动，避免长时期间坐位工作，增强肠道张力，促进肠蠕动，有利于排便。

(5)腹肌运动疗法：仰卧位，两腿屈膝贴腹，然后向上提起，连续运动 20 次；弯腿进行踩自行车运动，连续 20 次；仰卧起坐，双手触摸两足尖，连续数次。

(6)腹部按摩疗法：起床解除小便后，仰卧位，双掌重叠行腹部按摩，逆时针方向，由小到大 20 次，顺时针方向，由小到大 20 次。

(7)饮水疗法：蜂蜜 15 g、食盐 3 g，于清晨空腹时，温水 500 mL 冲服。

(8)食疗方：

①火麻仁、松仁、杏仁、柏子仁、瓜蒌仁各 10 g，共捣烂，开水冲泡饮服；

②何首乌 50 g，水煎后去渣，加入粳米 100 g、冰糖适量，煮粥食用；

③决明子、肉苁蓉各 10 g，开水冲泡，加蜂蜜适量饮服。

(陈德荪)

中医的长寿之道

长寿是人们期望和追求的目标，随着社会的发展、生活水平的提高，这种欲望已越来越强烈。笔者仅就中医的长寿之道谈一些个人的看法。

人的寿命如果没有意外挫折或打击，应该是可以活到百岁以上的，事实已经雄辩地证明了这一点。但是事实上能够活到百岁以上的比例非常低，这是需要人们去思考和探讨的。对此，早在 2 000 多年前的《内经》中就已经提到："上古之人春秋皆度百岁而动作不衰，今时之人，年半百而动作皆衰。"哀叹今人寿命已大不如古人之长。为什么呢？《内经》剖析曰："上古之人，其知道者，法于阴阳，和于术数，食饮有节，起居有常，不妄作劳，故能形与神俱，而尽终其天年，度百岁乃去。今时之人不然也，以酒为浆，以妄为常，醉以入房，以欲竭其精，以耗散其真，不知持满，不时御神，务快其心，逆于生乐，起居无节，故半百而衰也。"其精辟之言，对照现在的情况似同一辙，又何等生动！根据《内经》所述，结合现实，就如何达到长寿分析如下。

一、先天因素

《内经》早已谈到"天寿过度，气脉常通，肾气有余"。这就是现在说的长寿的遗传基因，有了这个遗传基因，即使后天调养一般（除意外夭折外），往往也有不少人获得了长寿。这是一个方面。另一方面，如果有某些疾病的遗传因子，如肿瘤、心血管病、溃疡病等，往往影响健康，成为不能长寿的重要原因。有鉴于此，我们就可预防在先，采取积极措施，以防止这些病的发生，未雨绸缪，还是可以争取长寿的。

二、后天因素

可以从以下几个方面来分析。

1. 适自然

自然界有四时阴阳的变化，如春夏秋冬温热凉寒的推移，昼夜晨昏的更迭，还有随季节气候带来的风、寒、暑、湿、燥、火的变化。人长期生活于自然界，适应了这种变化。如果不能适应，就会生病。具体来说有三种情况：一是气候突然变化，人体来不及适应；二是突然改变生活环境，对异地气候及地土不能适应，即所谓“水土不服”；三是身体虚弱，适应能力较差。前两种情况可以通过主观努力去适应变化，如及时增减衣服，防寒、防暑，搞好环境卫生，避免接触传染病邪，避开毒气毒物（如污染）等。第三种情况应注意增强自身的体质，以提高适应能力，方法有体育锻炼、内服调理药物等。一些过敏体质的人，拟通过抗敏措施以增强机体的抗病能力。

2. 节饮食

人以饮食为本，自人出生以后，主要依靠饮食来维持生命，那么长寿之道就与饮食息息相关了。饮食是人每天都要碰到的事情，饮食无节，不但会引起消化道疾病，而且会引发其他疾病，使“后天之本”不能营养身体，使身体日益亏虚，因而人的寿命就会缩短。“节饮食”应从两方面入手：(1)饮食有节制，应定时、定量，不过饥、不过饱、不过热、不过寒，如违反这个原则，就易生病。临床所见，很多胃病的产生多与饮食无节有关，而糖尿病、高血脂、高尿酸等病也更与食用过多某些物质息息相关。控制饮食已成为当代人们密切关注的话题。(2)饮食要注意营养，营养应该是多方面的。人体所需要的营养包括蛋白质、淀粉、脂肪及一定量的矿物质、维生素和微量元素，当然还有水。全面的营养才是生命的保证。所以饮食千万不能偏食于某一两种，应该荤素搭配，品种多样，才能满足人体的需要。如果一味挑食，就会造成饮食上的不平衡，从长远来说，对身体必然不利。

3. 慎起居

慎起居即遵循自然规律及正常的生活规律，也就是按昼起夜卧、昼动夜息的规律安排自己的起居。此看似简单，但难以做到。他们把夜当日，把日当夜，沉迷于娱乐而通宵达旦，图一时之快，但耗损的是精气神，与长生之道背道而驰。由于工作的需要而上夜班的人，应当在夜班结束后充分休息，以弥补夜间消耗的精气，必要时还应补充相应的饮食。慎起居还要注意劳逸适度，过劳会耗损人体的精气，过逸则气血停滞，生理功能低下，均非可取。因此要劳逸结合，包括劳动与休息的结合、脑力劳动与体力劳动的结合。过劳亦包括房劳，节制房事使之适度，是避免过多损精耗神的重要方面。

4. 调精神

人的精神活动是人体生理活动的重要组成部分，精神活动正常则人的生理功能也正常，反之，则易引起种种疾病。中医有“怒伤肝”、“喜伤心”、“思伤脾”、“忧伤肺”、“恐伤肾”之说。经常忧郁愁闷的人最易得病，临床上有70%的病与精神因素有关，叫作心身疾病。调摄精神是维护健康、预防疾病、防止早衰的重要环节。《内经》说：“恬惔虚无，真气从之，精神内守，病安从来？”“志闲而少欲，心安而不惧……各从其欲，皆得所愿，故美其食，任其服，乐其俗，高下不相慕……嗜欲不能劳其目，淫邪不能惑其心，愚智贤不肖，不惧于物”，这样才能“合于道……能年度百岁”。《内经》的言词至今仍有现实意义，其要义在于精神上一宜保持舒畅，二宜保持安静，因此应尽量避免紧张，摒弃不正当的欲望、幻想和追求，这样才能使全身气血通畅，功能正常，精气得保，“形与神俱”，邪不能害，才能健康长寿。

后天的调摄从根本上来说是保护人的精气（亦即真气）。人的精气禀赋于先天的父母，是新生命的物质基础和动力，出生以后要依靠后天的不断扶养和保护，这个养护工作做好了，人就可以活到应该有的寿命，也就是《内经》讲的“尽终其天年”。

（王长荣）

长期超负荷工作对健康的影响

数次在报上看到过劳致死的报道，常为其中年夭折而惋惜不止。

“过劳死”一词缘于日本，它并不是临床医学的病名，而是属于社会医学的范畴。有专家曾预言，“过劳死”正向经济快速发展的中国蔓延，这已是不争的事实。

过劳，是指过于劳累，超负荷地工作，长时间加班，无休息日地连续工作，或过重的责任压力，或做不情愿的工作，或学习高度紧张，为应付考试而日夜攻读，使其工作或学习成为生理性的劳动过程。劳动者的正常工作（或学习）规律和生活规律遭到破坏，身心疲劳，不断蓄积，轻者为病，重者发生“过劳死”的严重后果。那么，过劳究竟对健康有何影响呢？

(1)劳力过度。古人说“劳则气耗”，即过用体力很容易消耗人体的“气”，常见全身疲乏无力、少气懒言、形体消瘦等症。“久视伤血”，即太过用眼，眼的血液供养常显不足，每使视力下降；“久立伤骨”、“久行伤筋”，则是指筋、骨常因过用而劳损。

(2)劳神太过。长时间的紧张工作而无休息，人体的各个脏腑器官处于超负荷状态，功能活动因此而趋于紊乱，不但工作效率大大降低，而且往往还会出现头痛、目眩、面红目赤、口干口苦、心悸失眠、记忆力减退、性能力下降等症状。产生这些症状，中医认为是身体内部的阴阳失去了平衡和协调，其中以心、肝、肾的损伤为最明显。一些高血压、冠心病、神经衰弱、甲状腺机能亢进等病常以此为诱因。

(3)思虑过度。用脑太多,常引发消化功能下降,出现食欲不振、脘腹作胀、大便溏薄或秘结等症,中医认为是思虑伤脾、胃气失和之证。思虑太过还会损伤心血,造成心脑血管供血不足,出现睡眠障碍、头晕目花、面色萎黄等症。

(4)长时间的脑力劳动,缺少必要的体育活动,会使人体气血运行缓慢,机体各脏腑器官功能低下,导致机体免疫功能下降,抗病力不足,因而致病因素很容易侵犯人体而使人患病,如感冒、上呼吸道感染、肝炎等。

为防止过劳引起的种种危害,最好的方法是不要超负荷工作,建立良好的生活方式,科学安排作息时间,适当地运动,注重心理健康,及早治疗已经出现的某些症状,以避免严重后果的发生。

(王长荣)

略谈饮食养生

人以饮食为本,人自出生以后,主要依靠饮食来维持生命,寿命及疾病也与饮食息息相关。注意饮食的调摄以养生,越来越成为当今人们所关注的话题。现就此话题谈谈自己的看法。

一、注意饮食卫生,防止饮食不洁

六畜及鱼蟹类以及某些水生植物可以是某些寄生虫的中间宿主,所以吃未经检查、私宰的家畜,就有感染寄生虫的可能,病死的家畜吃了后还有中毒的危险。农药污染的蔬菜要注意多清洗,否则吃了会引起身体的疾病,严重的引起中毒。水源的污染也会导致同样的后果,因此环保已成为保护生命急不可待的任务。不要吃腐败变质的食物,夏天应防止食物变质,放在冰箱里的食物拿出来一定要加热后才可以吃,否则易发生肠胃炎。

二、提倡饮食有节

饮食有节最主要的是饮食要定时定量,不过饥也不过饱。

1.定时

古人说:“食能以时,身必无灾。”定时,是适应肠胃有节律运动的必要措施。到了进食的时间不进食,已经分泌出的胃酸就会腐蚀胃肠的粘膜，日久易致溃疡。这在临床上是十分多见的。未到进食时间进食，往往因胃酸及其他消化液尚未分泌而无食欲，勉强食之也难以消化，加重胃肠负担，造成饮食的停滞。

2. 定量

人的消化能力一般是相对恒定的，但也有一定的弹性。过多地进食，或暴饮暴食必定加重胃肠的负担，即《内经》所说的“饮食自倍，肠胃乃伤”是也，造成食积等不良后果，症见脘腹胀满疼痛、恶心呕吐、或腹痛腹泻等。若过饥，或该吃不吃，会引起胃酸分泌失常，日久易患溃疡等疾；长期饥饿，也会导致营养不良，正气日衰，气血不足，诸证蜂起。

三、饮食要注意营养，克服偏嗜

饮食要注意营养，营养应该是要多方面的。人体所需要的营养包括蛋白质、淀粉、脂肪及一定量的矿物质、维生素和微量元素，当然还有水。全面的营养才是生命的保证。所以饮食千万不能偏食，应该品种多样，这样才能满足人体的需要。如果一味挑食，就会造成饮食上的不平衡，甚至引发各种疾病。儿童正处生长发育的重要时期，需要各种营养保证，家长切不可过分溺爱孩子造成其挑食，否则儿童的正常生长发育会受到影响，体质也会变差。克服偏嗜有以下三个方面：

1. 勿过寒过热

过食生冷寒凉之物，易损伤脾胃阳气，引起“中寒”，如消化功能减退，食欲不振，脘腹胀痛，大便次数增加及质稀软等。过食辛辣燥热之物，易使胃肠积热，如出现口干欲饮、食欲亢进或不振，甚则恶心呕吐、胃脘作胀、胃中灼热嘈杂，或泛酸吞酸、大便燥结便秘，或痔疾加重、便血等。故饮食宜寒温适度，少吃辛热，慎食生冷。

2. 克服五味偏嗜

五味即酸、苦、甘、辛、咸。中医认为，五味能分别滋养五脏，如酸入肝，苦入心，甘入脾，辛入肺，咸入肾。五味搭配，无有偏嗜，是五脏营养平衡的保证，也是全身功能活动的需要。如偏嗜某味，不食或少食他味，必使某脏之气偏盛，而他脏之气偏衰，容易引起疾病。所以饮食应求多样化，切忌偏嗜某味。

3.克服其他饮食的偏嗜

临床实践证明，糖尿病与嗜甘太过，引起脾胃积热，进而影响到胃、肺、肾，阴液亏虚有关；高血压、高血脂病与嗜食脂肪有关；尿酸过高与多食动物类食物有关；长期吃素的人往往蛋白摄入不足，易引起低蛋白血症及贫血；多饮酒的人往往湿热偏重，严重的引起酒精中毒。很多病的产生往往与饮食偏嗜直接有关，这是值得人们重视的问题。

四、药膳保健

药膳是在中医学理论指导下，将食物与中药以及食物的辅料、调料等相配合，通过加工调制而成的膳食。在日常生活中，很多食物即药物，药、食很难截然分开，中医学谓之药食同源，如芡实、莲子、山药、大枣、茴香、肉桂等既是药物，又是人们日常喜爱的食物或调味品，我们的祖先称之为“上品”药材。“上药养命以应天，无毒，多服久服不伤人，轻身益气，不老延寿”，“凡上品之药，法宜久服，多则终身，少则数年，与五谷之养人相佐，以臻寿考”。从现代医学观点来说，食物中的有效成分确能防治某些疾病，如食醋中含有醋酸、琥珀酸、氨基酸等酸性物质，熏蒸食醋可以抑制流感病毒的繁殖与蔓延，改变流感病毒的生存环境；葱因含有和“甲磺丁脲”(D860)相类似的成分，故能治糖尿病；鳝鱼中的黄鳝鱼素有显著的类胰岛素降血糖的作用……药膳常用的药物有人参、枸杞子、黄芪、黄精、首乌、桑葚子、莲子、百合、薏苡米、芡实、芝麻、胡桃仁、蜂蜜、菊花等，其药性多平和，可以长期服用，适应面较广。具体应用时还应因时、因地、因人制宜，辨证施膳。

（王长荣）

医学营养学

医学营养学是一门比较新的学科，临床营养学是医学营养学的重要组成部分。临床营养学在预防疾病、控制疾病、治疗疾病上，有其独特的见解，越来越受到医护人员及社会有识之士的重视。如今，人们为了适应快节奏的生活，追究高质量的生活，减少与控制慢性疾病，减少医疗费开支，渴望得到医学营养学知识，减少疾病，促进健康。

许多疾病的发病、预防、治疗、保健、康复与营养学有密切的关系。如肥胖症、糖尿病、高脂血症、冠心病、痛风病和肿瘤等，经过营养干预、营养治疗可以预防发病，减轻症状，控制和稳定病情，防止并发症的发生和发展。

下面我们来谈谈医院膳食中的治疗膳食。

医院治疗膳食是营养治疗的重要环节，治疗膳食具有增强机体的抵抗力，供给或补充疾病消耗或组织新生所必需的营养物质，纠正机体代谢紊乱，减轻患者器官的负担等作用，以促进机体的康复。治疗膳食要求做到“四要”：一要符合营养治疗，二要符合卫生标准，三要经常变化烹调方法，四要注意食品的保温。治疗膳食的种类很多，常用的有低脂膳食、低盐膳食、低蛋白膳食、低能量膳食、少渣膳食、高蛋白膳食、高能量膳食、糖尿病膳食等。

一、高能量膳食

由于基础代谢率增高或机体能量消耗增加，机体对能量的需求大幅度增加，必须从膳食中得以补充。一般膳食要求以每日增加1 250 kJ(300 kcal)，多分别在上午、下午或晚上增加餐间点心。适用于消瘦、低体重者、慢性消耗性疾病患者，如肿瘤、伤寒、甲状腺功能亢进、结核病、烧伤、高热患者。

二、低能量膳食

低能量治疗膳食除了限制能量的供应外，必须满足机体对其他营养素的需要。能量的供应要适当、逐步地减少，以利于机体消耗储存的脂肪。膳食要求减少膳食总能量的摄入。能量每日摄入量一般为6 270～7 520 kJ(1 500～1 800 kcal)，蛋白质供应不宜少于每公斤1克，碳水化物一般约占总能量的1/2，限制脂肪摄入尤其是动物脂肪和胆固醇，同时适当减少食用盐的摄入，以免体重减轻，发生水钠潴留。低能量饮食可采用多含膳食纤维的蔬菜、水果，如南瓜、芹菜、琼脂等。适用于因治疗需要减轻体重者，及为了控制病情必须减轻机体代谢的负担者，如单纯性肥胖症、糖尿病、高脂高粘血症、冠心病等患者。

三、高蛋白膳食

因机体康复需要大量的蛋白质以提高机体的抗病能力，促进创面修复，或疾病消耗蛋白质增加需要高蛋白摄入。膳食要求：在原来膳食基础上添加富含蛋白质的食物，如动物性食物和大豆制品，可在午餐、晚餐中另加一个全荤菜或餐间加蛋、牛奶等，使每天的蛋白质摄入量达到100～120克。适用于营养不良患者、贫血、结核病、烧伤、孕妇、奶妈等。

四、低蛋白膳食

肝、肾等代谢器官患有疾病时，人体代谢废物的排泄存在障碍，代谢废物在体内堆积给人体造成损坏。低蛋白治疗膳食可减少损坏，减轻人体患病器官的代谢负担。膳食要求：每日膳食蛋白质摄人总量不超过40克。在蛋白质定量范围内尽量选用优质蛋白质，如瘦肉、鸡蛋、牛奶等。可选用麦淀粉代替部分主食，以减少植物蛋白质来源，供给多种蔬菜。食用对象为慢性肾功能衰竭、急慢性肾炎、尿毒症、肝功能衰竭者等。

五、低脂膳食

患者脂肪酶分泌减少，对脂肪的分解消化能力减弱，或由于病情需要需减少脂肪摄入量。膳食要求：减少膳食中脂肪含量，每日摄入量少于40克，禁食油炸食物、肥肉、猪油及含脂肪多的点心。烹调多采用蒸、煮、烩，不用油，适当增加豆制品、新鲜蔬菜的摄入量。适用于胆道、胆囊、肝脏、胰腺疾病及腹泻、高脂血症、肥胖症、各种吸收不良综合征以及动脉粥样硬化、冠心病患者。

六、低胆固醇膳食

每日胆固醇摄入限制在300毫克以内，禁用含胆固醇高的食物，如动物脑、内脏、油脂、蛋黄、肥肉、鱼子，选用植物油作为烹饪油。植物固醇能抑制胆固醇的吸收，减少它们在血液中的蓄积。适用于高血压、动脉粥样硬化、冠心病、肥胖症、高脂血症、胆石症、吸收不良综合征患者。

七、高纤维膳食

膳食纤维在肠道内不能被消化吸收，具有促进肠道蠕动，清洁肠道，增进排便，调节某些营养素的消化吸收，减少毒素对胃肠道的刺激等生理功能。纤维膳食的食物包括各种粗粮、芥菜、卷心菜、韭菜，还有马铃薯、番薯、蜂蜜、果酱等。适用于习惯性无蠕动力的便秘、异物误入需刺激肠道蠕动患者及冠心病、肥胖者，并用于大肠癌的预防。

八、少渣膳食

患有胃肠道疾病的患者需减少粗纤维对胃肠道物理损伤和刺激。膳食要求：供应的食物需细软，无刺激性，便于咀嚼吞咽，不含粗纤维。如肉类选用细的腰肉，蔬菜选用嫩叶，所有食物需切细剁碎，煮烂成泥状，多用炖、蒸、煮、煨。适用于腹泻、肠炎、肠结核、消化道溃疡病、伤寒病恢复期等需要减少肠蠕动者，直肠及肛门疾病如痔疮、痉挛性便秘者，溃疡性结肠炎，肝硬化合并食道静脉曲张者，咽喉部手术及胃肠道手术患者。

九、低盐膳食

为配合疾病治疗需限制食用盐摄入者，以防止水钠潴留及高血压发生。膳食要求：限制每日食盐少于 3 克或酱油 15 毫升，禁用盐腌的制品。适用于急慢性肾小球肾炎、肾病综合征、高血压、肝硬化腹水、不明原因的浮肿、慢性心功能不全、先兆子痫。

十、无盐膳食

膳食要求:禁用食盐、酱油及一切盐腌制食品。食物含钠量在50毫克以下。食用对象为心脏、肾脏、肝脏功能严重不全患者。

十一、麦淀粉治疗膳食

主食中含有较多的蛋白质,一般在7%～8%左右,而麦淀粉的蛋白质仅为0.4%～0.6%。膳食要求:以麦淀粉代替大米、面粉等谷类食物,禁用豆制品、坚果。适用于慢性肾功能衰竭、尿毒症患者及苯丙酮尿患者。

十二、要素膳

要素膳是一种营养齐全,溶水后不需要经消化即可吸收的无渣膳食。它以氨基酸或蛋白质水解物为氮源,以葡萄糖、蔗糖或麦芽糊精作为主要能源,分为低脂和高脂两种,同时还富含充足的维生素和矿物质。为要素干粉、脂肪乳剂和水按比例调制而成的流质食物。食用对象为术前准备及术后需改善营养状态的患者,接受化疗、放疗的肿瘤患者,及低位肠瘘、克隆病、溃疡性结肠炎、肝旁脓疡、短肠综合征、烧伤患者。

(戴巧玲)

健康与平衡膳食

健康面前人人平等。不管你地位多高，若不遵循健康规律生活，就容易得病；若你掌握了健康知识，即使得病，也容易控制。所以，大家都要有科学保健知识。

“亚健康”：有些人平时易疲劳，食欲下降，记忆力减退，头昏，耳鸣，失眠，又查不出毛病，心、肝、肺、肾等检查都正常。健康人血液 pH 值呈弱碱性，pH 值为 7.35～7.45。婴儿出生时血液即呈弱碱性，到 25 岁后，体内血液开始酸化，细胞功能变弱，新陈代谢变慢，代谢废物不易从体内排出。此时要注意锻炼身体，调节情绪，还应多吃些碱性食品。

强酸食品：含氯、硫、磷等非金属元素高，如蛋黄、乳酪、白糖等。

中酸食品：如火腿、鸡肉、猪肉、牛肉、鳗鱼、奶油、面包、糖果、巧克力、花生等。

它们都是人体重要的营养品，人的主食多为酸性食品，但摄入过多，在体内消化吸收后，形成带负电荷的阴离子，与体内带正电荷的阳离子结合，形成的化合物是强酸弱碱的盐、水解后 H^+ 浓度升高，pH 值降低，呈酸性。

强碱食品：如葡萄、茶叶、海带、绿藻、奶类（液态乳或乳粉）。

中碱食品：如萝卜、大豆、番茄、香蕉、橘子、香瓜、草莓、菠菜、香菇等蔬菜和水果。

它们在体内消化吸收后形成带正电荷的阳离子，与体内带负电荷的阴离子结合成强碱弱酸的盐类，氢氧根（OH^-）浓度升高，pH 升高，呈碱性。健康人体内理想 pH 值应呈弱碱性，此时机体的免疫力上升，生病少。小孩从小不可偏食，否则可影响智力。

人们一日三餐食品中主要有三大营养素：纤维素、矿物质和水，它们都是人体必需的，但要有一定的比例，不可长期失调，否则不利于健康。

(1)碳水化合物：提供人体能量的 40%～50%。人体脑细胞、心肌细胞、骨骼肌细胞活动都是靠它提供能量。依化学结构分三类：

①单糖：水果、蜂蜜中最多，可直接被人体吸收；

②双糖：蔗糖、红糖、白糖、麦芽糖、乳糖（在乳汁中），分解成单糖后被吸收；

③多糖：淀粉、糊精、五谷（大米、玉米、麦、薯类、小米）、豆类（黄豆、黑豆、绿豆等）。

粗、细粮搭配，营养高、便宜，对人体有益，每周应吃 1～2 顿粗粮。

(2)脂肪酸：提供人体能量的 25%～30%。依化学结构分两类：

①不饱和脂肪酸（在室温下呈液态）：花生油、玉米油、菜籽油、橄榄油等；

②饱和脂肪酸（在室温呈固态）：猪油、羊油、牛油等。

脂肪吃太多，总热量超过人体需要，易发胖，同时，很多致癌物质是脂溶性的，过多摄入脂肪易长癌。

(3)蛋白质：提供人体能量的 25%～30%。人体的生长发育、伤口修复需要蛋白质，体内各种免疫功能的抗体由蛋白质构成。各种食物中的蛋白质必须经过胃肠消化分解成氨基酸才能被人体吸收。依结构不同分为三种：

①完全蛋白质，如奶、蛋、鱼、肉等；

②半完全蛋白质，如小麦；

③不完全蛋白质，如肉皮中的胶原蛋白。

(4)矿物质和微量元素：人体必需的微量元素有 14 种，如铜、锌、铁、铬、锰、钴、钼、钒、碘、硒、氟、镍、硅等。这些微量元素并不是“多多益善”。小于正常范围，会出现缺乏症状；大于正常范围，会引起“中毒”。由人的头发可测微量元素。

(5)膳食纤维：可防止便秘，控制体重，防止肥胖，抑制血中胆固醇浓度。粗粮、高粱、玉米、糙米、全麦粉、干豆类及各种蔬菜、水果都富含膳食纤维。

(6)水：水是人体最多的成分，约占体重 50％～60％，没有水，一切代谢活动便无法进行，生命就停止。人不吃食物仅喝水仍可活数月，如不喝水数日就会死亡。

以下为一些保持健康的要诀：

进食七八分饱，有利长寿：即离开饭桌时还可以再吃，还有食欲。

定时定量进餐：形成条件反射，有助于消化腺分泌，利消化，防治便秘。

少吃薰、烤、腌制食品，勿吃发霉变质食物。

正常人每天应有：一份水果，二份青菜，三匙玉米油，四小碗稀饭，五份蛋白(一包牛奶、一个蛋、一块豆腐、一两鱼、一两瘦肉)，六碗水，七克盐。

餐桌上要有红、白、绿、黑食品。

红：熟西红柿一小粒(防前列腺癌)，红葡萄数粒(抗衰老)，以及胡萝卜、地瓜、玉米等。

白：燕麦片(降血脂、血压，通便，减肥)。

绿：绿茶(抗氧化，抗动脉硬化，抗癌，坚固牙齿)、绿色蔬菜、螺旋藻等。

黑：黑木耳(抗血小板凝聚，调节血液粘稠度)。

(陈治卿)

老年人要睡个安稳觉

人的一生中有三分之一的时间是在睡眠中度过的，睡眠对每个人非常重要。卫生部统计资料显示，我国失眠患者140万人，失眠发病率达20%，尤其中老年人。要睡个安稳觉包括睡眠时间与睡眠质量。

一、睡眠节律与各节律特点

一个人每晚的睡眠是由几个周而复始的睡眠节律组成的，每个睡眠周期约70～90分钟。每个周期完全不自觉翻身改变体位，但自己完全不知道。睡眠节律由非快速眼动睡眠（S1入睡期、S2浅睡期、S3中睡期、S4深睡期）与快速眼动睡眠两部分组成。如果某人整夜的睡眠时间55%为入睡期与浅睡期，缺少中睡期、深睡期，第二天起床仍会精神萎靡，疲惫不堪，因S1与S2期睡眠对恢复疲劳无重要作用，睡眠的质量很差。有的人S1、S2睡眠节律很短，几分钟即进入S3、S4期睡眠及快速眼动期，随后到第二周期睡眠，第二周期睡眠可不经S1、S2期即进入S3、S4期和快速眼动期，这样周而复始，一夜睡到天亮，第二天精神饱满，精力充沛，尽管睡眠时间只有三四个小时也足够了，因睡眠质量好。所以，睡个安稳觉，应包括睡眠时间与睡眠质量。

在S3、S4节律做的梦醒来记不起来，此阶段会讲梦话、夜游和夜惊叫。在快速眼动期做的梦最富有情感，有意义。白天一直想象的事晚上在梦中可能实现了，醒来梦境历历在目，清楚可辨，说明大脑有良好的记忆能力，这是健康的表现，从某种意义上讲，这种人可能长寿。

二、失眠的原因

大多数人都有失眠的经历，因为引起短期失眠的原因很多，如环境嘈杂、精神刺激、生物钟改变、睡眠场所变化等。慢性失眠多由器质病变引起，如支气管哮喘、充血性心力衰竭、焦虑症、抑郁症、老年前列腺肥大、夜尿频多等。对于短期失眠者，只要把引起失眠的原因消除即可，或进行自我调节。对由于器质性病变导致的慢性失眠者，主要是治疗相应的器质性病变。

三、老年人如何睡个安稳觉

(1)保持有规律的作息制度，生物钟不要打乱。

(2)下午及晚上不喝浓茶、浓咖啡等兴奋饮料。

(3)晚上入睡前不要看很有情调的电视。

(4)晚上入睡前温水洗澡或温水泡脚。

(5)晚餐不要吃得太饱，不要吃夜宵

(6)不要有“睡眠恐惧”意识，不要每当夜晚来临时就费尽心机地考虑如何入睡，应该顺其自然，抱着能睡多少就睡多少的态度，放松心理。

(7)老人坚持每天傍晚散步，享受夕阳，享受绿地，吸入树叶放出的氧气，有利晚上睡眠。

(8)不要拒绝安眠药，在医师指导下正确服用，可帮助睡眠。但必须选择不反跳、可戒断、起作用快、副作用小的药物。

（吕尚团）

老年人应尽量延长自己的健康期

我国已正式步入老年化社会，当今中国 60 岁以上的老年人口已达 1.3 亿，占全国人口总数的 10%以上，且每年以 3.32%速度增长，2030—2050 年我国老年人将达高峰。现老年医疗费是中青年人医疗费的 3 倍以上，国际社会正努力使每个老年健康期充分延长，老年病残期尽可能缩短。21 世纪将是全球面临从未有过的人口老龄化挑战的世纪。健康是长寿的基石，长寿因健康才有意义。人的一生对成才、成功、事业、财富、智慧、漂亮、博学等追求和奋斗是应该的，但健康是 1，成才、成功、事业……每一项都是 0，由 1 和 0 可组成许多有意义的数字，如 10、100、1 000 等，但一旦失去 1，有再多的 0，也还是零。健康是资源，可以积累。对老年人而言，如何能缩短自己的病残期，延长健康期呢？

一、老年人要正视现实，笑对人生

消除“空巢家庭”带来的情感危机。年纪不大的老人生活尚能自理，活动自由，虽是空巢过得也很自在充实。走出家门，融入社会，多交朋友，生活倒也没什么困难。就怕伴侣先去世，留下一人孤独、寂寞，精神空虚，害怕、抑郁，食欲减退，失眠。“出门一把锁，进门一盏灯”是孤单老人的写照。由于情感危机，免疫力降低，很多慢性病都凸显出来了。对此，老年人应该有清醒的认识，调摄自己的情志，保持心情舒畅，多与老年人交往，正视现实，笑对人生。

二、知足者常乐，心理平衡

要不为物喜，不为己悲，淡泊人生，心理平衡，知足者常乐。再幸福的人也难免遇到不幸，再顺利的人也难免受挫。老年人贵在“看得开”，面对痛苦应该镇定自若，勇敢承受。凡事“看得开”正是老年人所应具备的心理素质。人在顺境中快乐并不难，难的是在逆境中快乐。老年人奋斗一生，多有功劳，也曾有过辉煌，然而，随着岁月的流逝，这些毕竟已成为过去，不能总是沉湎于以往得到的荣誉中，应该放弃功名利禄的追求，不再争强好胜，有豁达的胸怀、乐观的心态、宽容的品格、良好的修养。世界万物，由盛而衰，这是自然规律，人虽为万物之灵，也不例外。“田看收成，人看晚情”，在一个人的生命过程中，要慎终如始，做到德行与寿行同行，善保晚节。老年人要抛却患得患失之心，更加珍惜剩下的时光，把晚霞渲染得更加灿烂。

三、老年要学会“接受”，才能有质的健康

我们赤条条地来到这个世界上，一无所有，是生活赐予了我们生命、阳光、情感、思想和财富，给我们带来许多快乐。人的欲望是无边，但世事不一定遂人愿，有得必有失，比如你身处繁华都市，就无法享有乡下人的田野趣味了。老人要学会“接受”，以淡泊胸怀来尽量享受生活，不要埋怨生活，不要哀叹岁月。树老根弥壮，老年要使自己达到健康的长寿，必须做到“三养”和“三动”。“三养”：营养、修养、保养。“三动”：体力劳动，如家务劳动、散步、钓鱼；脑力劳动，如看报、上老年大学；社会活动，如参加老年活动、社交集会，扩大眼界，丰富精神生活。

1992 年中国老人社会调查显示，60 岁后老年人的健康期（无病期）只有 6 年左右，农村稍高一岁，说明 66 岁以前的年轻老人身体相对健康。城市 66 岁以上人口预期带病占该年龄平均寿命的 3/4，农

村占 60%左右，表明老年人大部分时间是在与疾病作斗争中度过的。同时这也说明老年医疗卫生保障、老年服务事业（生活照料的保姆，养生康复的护士，社区家庭医师）必须尽快发展，使老年人健康的带病期延长，病残躺床时间缩短。长寿是量，健康才是质。

（陈治卿）

愤怒应表达

愤怒是一种极度不满的情绪，无论什么原因产生的愤怒都影响人体健康。因此，传统上历来提倡对愤怒的克制，希望从根本上消除愤怒。其实，克制愤怒会损害健康。最近美国密执安州大学社会精神病理学玛拉·朱立叶斯通过对192对夫妻进行观察和研究后发现，在双方都克制强烈愤怒情绪的夫妻中，妻子一方因心脏病发作的可能性为10%；当只有丈夫单方面表露出愤怒时，妻子的死亡可能性为7%；如果双方都能宣泄出内心的不悦，妻子的心脏病致死危险几乎降为零。与倾诉内心不悦的男性相比，压抑内心强烈感情的丈夫，因心脏病发作死亡的可能高出大约一倍。而且，克制愤怒情绪的表达还会破坏人体的某种生物化学平衡。

愤怒是内心矛盾冲突的表现，是带负性的"精神反应能"，应及时得到宣泄。但是，不选择方法，不考虑后果的发作与宣泄，如大发脾气，与人争吵，甚至斗殴，动刀伤人闹出人命，这种超越的表达、过激的行为也是不对。正确的行为是健康的保证，为了使您健康，每当出现愤怒时建议采用以下任何一种方式来宣泄自己的愤怒与不满：

(1)向令您愤怒的对方有理有节地表达自己的愤怒。如："每次我与您意见不合时，您说话的态度及口气很难听。""这令我太难堪，您这样做使我太伤心了。"对方若是较明白的人，听后他可能会向您道歉。

(2)向知己、亲人倾吐内心不快，倾吐后，自己的心情就会好些，愤怒已减去一半。他们可能会劝慰你，帮你解开心结，释放郁怒，这样心情也就平静了。

(3)如果愤怒无法表达，无从倾吐，可痛哭一场，从而宣泄内心积压的愤怒。

(4)把正确的愤怒转化为自己进取的力量，做出非凡的业绩，把精力都集中在工作上，让自己豁达大度，不困扰在恩怨中。

正确的行为有利健康，愤怒可适当表达，长期克制愤怒有损身体健康。

（吕尚团）

老年人为何夜尿频

老年人夜尿多常见。尿频与多尿不完全相同，多尿是指每日排尿量超过 2 500 毫升，甚至达到 6 000 毫升以上的尿崩症。而多尿是指排尿次数增加，但 24 小时的总尿量并不增多。本文特指夜尿多，尤其冬季，或睡眠不好夜尿次数更多。老年人夜尿多可能是：

(1)生理性原因。晚餐或睡前有饮水习惯，加上老人睡眠不好，当膀胱充盈 300 毫升时就有尿意感，所以夜尿就频。

(2)病理性原因。老年人肾小动脉硬化，肾浓缩功能差，首先出现夜尿多。还有男性老人夜尿多，经常尿急不能忍，尿细流而分叉，尿流不畅，在排尿终结时淋漓不尽。这是由于前列腺增生，挤压尿道使尿道渐渐变窄，而致排尿困难，排尿次数增加。夜尿频繁，还可并尿路感染、血尿。

老年人夜尿频的治疗：

(1)中医提出补肾缩泉法：黄芪 30 克，紫河车 15 克，山萸肉 9 克，熟地 15 克，五倍子 9 克，五味子 6 克，白果 15 克，芡实 30 克，每日一剂，连服半个月。若患有前列腺增生，方中加橘核 9 克、山楂核 9 克、沉香 3 克。

(2)尿频可用 α-阻滞剂高特灵 1 毫克(半片)睡前服，但要注意直立性低血压。

(3)黄酮哌酯片 0.2 克，一日二次。

(4)有前列腺肥大者，用 5α 还原酶抑制剂保列治片 5 毫克，一日一次。

(5)生活上注意有氧运动,不喝浓咖啡、浓茶。有前列腺肥大者应经直肠做前列腺B超,抽血查血清前列腺特异性抗原(PSA)及游离抗原(fPSA),少骑自行车,少吃辛辣食品。

(吕尚团)

A 型行为与身体健康

作为一种人格特征，A 型行为 1959 年由 Friendman 发现并提出，表现为个性强、固执、好争辩，具有敌意、攻击性和时间紧迫感，为自己树立的目标过高，对自我要求太严。这种行为的人对事业可能有好处，但对自己健康有影响。根据这几十年医学界的研究，A 型行为的人易引起下列疾病，现介绍如下：

(1) A 型行为人可通过下列途径引起冠心病：①患者在长期的社会心理应激下，其神经内分泌系统处于高唤醒状态，血中肾上腺素、去甲肾上腺素(NE)分泌增加，引起脂类代谢紊乱，甘油三酯(Tc)、胆固醇(TG)、低密度脂蛋白胆固醇(LDL-c)增高。②A 型行为人体内血小板上 α2 肾上腺素受体被激活，引起强烈的血小板聚集，血小板粘附力和聚集力增加，血液粘稠度增加；同时血栓素A2(TXA2)、前列环素(PGI2)之间动态平衡失调，加速了血栓形成和冠脉粥样病变。③体内交感神经兴奋，肾上腺素、去甲肾上腺素、肾素分泌增加，使全身微动脉平滑肌收缩，外周阻力增加，加重心脏负担，增加心肌耗氧和心脏缺血，参与冠心病的病理生理过程。④大量儿茶酚胺对心肌有直接毒性作用。A 型行为的冠心病患者，易出现恶性心率失常，预后比没有 A 型行为的患者差。

(2) A 型行为易引起原发性高血压并夜间血压高。依据 Friendman提出的 A 型行为六项特征：急躁、易怒、积极进取、雄心勃勃、竞争强烈和时间紧迫感，运用张伯源主持修订的我国 A 型行为类型评定量表问卷进行调查，60 例确立为 A 型行为高血压组，另 60 例为单纯高血压组，两组均排除心、脑、肾、血管、眼底等靶器官损害，排除继发性高血压，也排除其他影响血压及其昼夜节律变化的因素。所有病例进入研究前均使用降压药物 2 周。研究结果发现，A 型行为的高血压患者夜间平均收缩压及舒张压下降程度比非 A 型行为高血压组低，表示在夜间易发生心脑突然事件，有更高的靶器官损害率。随着科学发展，国际已提出 24 小时动态血压监测比在门诊或家中测几次血压能更好评估高血压，并强调夜间较日间血压下降 10%以上称为杓型血压(血压昼夜节律正常)，而夜间比日间血压下降小于 10%称为非杓型血压(血压昼夜节律减弱或消失为不正常节律)。非杓型高血压患者易发生心脑突然事件并有更严重的靶器官损害。其发展机制是 A 型行为高血压患者具有个性强，具有过分的抱负，固执，好争辩，急躁，紧张，冲动，大声说话，匆匆忙忙，富含敌意，具有攻击性，这些特点可能导致交感神经兴奋性在夜间仍处于较高状态，肾素、血管紧张素Ⅱ、儿茶酚胺等仍释放较多，从而导致其夜间血压仍处于较高水平。因正常人高血压是单峰曲线，白天高，晚上低，与人体生物钟相吻合。

(3)A 型行为与睡眠质量。采用匹兹堡睡眠指数(PSQI)和 A 型行为问卷对 437 名医学生进行调查，发现 A 型行为者在睡眠质量、睡眠效率、睡眠时间都比 B 型行为及 M 型行为差。A 型行为者争强好胜，永无暇日，精神持续紧张，长期的精神紧张会引起一系列内分泌激素、神经递质的改变而产生各种生理与心理变化，也会使与睡眠关系十分密切的大脑催眠系统和唤醒系统失去平衡，造成唤醒的系统过于兴奋，而使其难以保持良好的睡眠状态。

(4)A 型行为对药物代谢动力学的影响。心身疾病可影响药物代谢的全过程。研究表明，A 型行为可影响药物代谢动力学，表现为药物的吸收和代谢加速，生物利用度减少。提示 A 型行为治疗躯体疾病时要适当增加药物剂量，才能取得更好的治疗效果。

医务工作者在临床治疗疾病时要耐心与病人交流，了解其个性与行为，对有 A 型行为者要进行行为干预、行为转换、认知训练、松弛训练，消除 A 型行为，这样才有益健康。

（陈治卿）

临床篇

降压达标　平安人生

随着医学科学知识的普及，健康人生的概念深入人心。定期健康体检，发现疾病及时治疗，渐成都市生活习尚。但是，在一些疾病的防治概念上，仍然存在着许多认识和行为误区。比如原发性高血压的防治，目前的现状仍然令人担忧。

一、高血压认识的现状

根据调查，我国高血压患病的知晓率只有 36.3%，治疗率 17.4%，而血压控制率只有 2.9%。我们在禾山地区调查发现，高血压的知晓率、治疗率、控制率分别为 34.3%、17.9%和5.6%。表明目前我国很多人根本不知道自己有高血压，有了高血压也认识不到它的危害性，接受治疗的不到五分之一，满意控制高血压的则更是少之又少。不少人认为血压高一点无关大局，对健康工作生活影响不大。有些人服用降压药品不规则，血压高治疗一阵，血压下降立即停止治疗。还有一些人担心血压降得太低而不敢使用降压药。凡此种种，都影响着高血压病人的检出和治疗。

二、高血压的危害

高血压不仅仅是最重要的心血管疾病之一，更是一种全身性疾病，几乎与全身各系统疾病均有着十分密切的关系。近 10 多年来，高血压及其相关性疾病关系的研究，受到越来越大的关注。其中，高血压与心脑肾血管疾病的关系尤其密切。有关研究正在不断深入进行，许多研究成果正在影响着心脑肾血管疾病的诊断治疗思维。经过长期的临床实践，人们逐渐认识到血压水平与心脑肾血管等重要器官损害之间存在密切的关系。认识到血压水平越高，心脑肾系统损害越重，心脑肾血管病发病率越高，病情越重，病死、致残率越高。在一项 100 万人群的血压与心脑血管病关系研究分析中发现，心脑血管病发病率随血压增高而增加，血压在 115/75～185/115 mmHg 范围内，收缩压每升高 20 mmHg，或舒张压升高 10 mmHg，心脑血管病发病率加倍。即使按现在血压划定属于正常血压范围内也是如此。因此，人类的理想血压是收缩压小于 120 mmHg，舒张压小于 80 mmHg。美国高血压防治指南将血压水平在 120～139/80～89 mmHg 诊断为高血压前期。而 18 岁以上成人，不管年龄多高，血压大于或等于 140/90 mmHg 时就肯定是高血压了。

高血压病人发生心力衰竭并发症是正常血压人群的 6 倍，而降压治疗能使心血管事件减少 26％～40％。对高血压病人，收缩压下降 10 mmHg，可使 60～79 岁的患者脑中风危险下降三分之一。20 世纪 90 年代初美国国立卫生研究院领导的 MDRD 试验的结果引人注目，其研究成果表明，对于尿蛋白超过 1 克/日的患者，应将血压控制在 125/75 mmHg 以下，只有在此目标血压下，才能有效保护肾脏，延缓肾损害的进展。

三、高血压的治疗

为了更有效地保护组织器官，减少心脑肾血管疾病的发生，提高健康水平，有关高血压的认识和诊断标准出现了一系列变化，反映了人们对高血压本质认识的逐步完整和深化。那么，当确定高血压后，何时开始降压治疗？降压药物如何选择？不同病人的目标血压值应当是多少？这些是比较专业的问题。我国 1999 年及 2004 年高血压防治指南对此进行了规范。

(1)一旦确定高血压后,所有患者均必须注意改善生活方式,包括合理膳食、戒烟限酒、适量运动、心理平衡。

(2)高血压高危及极高危患者,立即开始药物治疗。

(3)高血压中危患者,需监测血压及其他危险因素,在强化的生活方式干预数周后如果无效,可由医师决定治疗时间和治疗方案。

(4)高血压低危病人,先生活方式干预数月,若改善无效可以开始药物治疗。

由于高血压药物治疗仍然存在许多认识误区,药物治疗应在专科医师指导下进行。以小剂量联合加控制心率,同时注意结合病因进行个体化选择药物治疗。心率应控制在 60 次/分左右。

(5)目标血压值问题:不同年龄、不同人群高血压的治疗目标血压值是不一样的,青中年人血压应控制在 140/90 mmHg 以下,老年人至少降到 150/90 mmHg 以下。如果可能,应争取把老年人高血压病人的收缩压降至 140 mmHg 以下。糖尿病、肾病患者,血压应控制在 130/80 mmHg 以下。高血压肾病或肾实质性高血压尿蛋白质大于 1 克/日的患者,血压应降到 125/75 mmHg 以下。总之,高血压的药物治疗是一个庞大的系统工程。祝愿广大的高血压病友们,都能在自己的专业医师指导下,受到良好的保健康复和治疗,降压达标,平安人生。

(白新胜)

老年人应警惕无声的杀手

健康和长寿是人类20世纪最伟大的成就之一。21世纪初老年人口大多数是低龄老年人，2020年后，80岁以上的高龄老年人将是现在的7倍，占60岁以上老年人口的五分之一。要防止日益庞大的老年群体，因患病而沦为社会上相对贫困的群体，让他们普遍能过着既有尊严，又身心健康的生活。本文对老年病人的血压、脉压差、骨密度、血脂等方面进行分析，提出老年人要警惕无声杀手，在疾病的终末事件发生之前识别出蛛丝马迹，及早采取有效预防措施，防患于未然。

从B超结果有趣地发现凡甘油三酯高者，大多并有脂肪肝，胆固醇高者却很少有脂肪肝。老年人血胆固醇高者远比血甘油三酯高者多，有的是二项都高。低密度脂蛋白高者也很多，高密度脂蛋白低者比较少。尽管高血压老人经降压药物治疗后，血压已基本控制或接近正常水平，脉压差却略大，说明老年人已动脉硬化，血管弹性差。

一些外观健康生理年龄还很年轻的老年人，但实际已有骨质疏松、血脂代谢紊乱、脉压差大，因而要提高警惕。骨质疏松、血脂代谢紊乱、脉压差大都与年龄有关。此外，他们还有相似的病理生理机制，低骨量及骨质疏松与动脉硬化、血管钙化、血脂异常具有相关性。脂类氧化产物促进了动脉粥样硬化的形成，也抑制了成骨细胞的分化。临床上他汀类调脂药可促进骨形成，双磷酸盐治疗骨质疏松也可降低血脂，抑制动脉硬化进展。骨质疏松与血脂代谢紊乱、脉压差及动脉粥样硬化之间都有一定的相关性，这些都是无声的杀手。我们应该在病证的终末事件发生之前识别出疾病的蛛丝马迹，及早采取有效的干预措施。这一阶段的疾病是可防、可控、可逆转的。

（陈治卿）

老年人无症状脑腔梗与 X 综合征

“腔隙”一词首先由 Durand-Fardel 于 1843 年提出，“腔隙梗塞”最早来源于解剖学，定义为脑组织深部的局限性缺血、液化，形成空腔性病灶。1965 年 Fisher 对 1 042 例尸检病例进行了研究，发现其中 11%有腔隙梗塞，以后许多学者对此做了较深入的研究。一般认为脑腔梗由脑部深穿支动脉梗塞引起，由于深穿支动脉无侧支循环，故梗塞发生后，接受其血供的脑组织因缺血而形成软化灶，继而形成空洞，表现为圆形或椭圆形的病灶。随着磁共振(MR)检查在临床上广泛应用，许多老年无症状性脑腔梗的确诊率日益提高，临床意义也渐受重视，因此越来越引起老年科医师的重视。

1988 年 Reaven 首次提出 X 综合征，它概括一系列与胰岛素抵抗(IR)有关的代谢及生理紊乱，包括糖耐量降低、脂代谢紊乱、肥胖、高尿酸血症、原发性高血压等。它们的共同土壤是胰岛素抵抗、高胰岛素血症。因体内分泌的胰岛素浓度低于正常生物学效应的状态，为维持人体正常活动需要，体内胰岛 β 细胞必须多分泌胰岛素，机体为克服胰岛抵抗而引起代偿性高胰岛素血症。此时人体内已有代谢异常，已有胰岛素抵抗、高胰岛素血症，但临床上并没有什么异常表现，3～5 年后，由于胰岛 β 细胞一直超生理极限工作，临床即表现出以上这些疾病，即 X 综合征。这几年来我们积累了数百例临床病例，发现他们虽无神经系统定位症状和体征，也无脑卒中的既往史，但他们都存在有胰岛素抵抗、高胰岛素血症。所以，对老年无症状脑腔梗病人仍要注意，应像X综合征一样予以重视，否则反复脑腔梗，导致认知功能障碍，有可能酿成老年血管性痴呆。若危险因素不干预，最终有可能发展成脑内大血管病变，导致急性脑血管意外。

目前的研究表明，胰岛素抵抗和高胰岛素血症确实能导致X综合征的发生。因为胰岛素抵抗、高胰岛素血症与脑小血管病变的发生有密切关系。老年人在生理状态下机体胰岛素受体或受体后缺陷，对胰岛素敏感性降低，而使脂肪分解加速，高浓度的游离脂肪酸经葡萄糖—脂肪酸环路反过来抑制组织对胰岛素的敏感性，抑制肝脏对胰岛素的灭活，又加重胰岛素血症。胰岛素对脑小血管内皮的有丝分裂及代谢作用强于大血管，直接促进血管平滑肌细胞的生长，使微小血管基底膜增厚，内皮增殖，内皮细胞呈泡沫样病变。加上老年人微小动脉粥样硬化使微小动脉结构发生改变，其最终结果是脑小动脉深穿支动脉闭塞而成梗塞。近期发现，胰岛素也影响纤溶系统，使PAI-I(纤维蛋白溶酶原激活剂抑制剂-I)合成增加，增强内皮细胞内PAI-I作用，抑制了纤溶系统的功能，使血液处于高凝状态，易于产生栓子，也可导致脑腔梗。因微小血管内皮细胞对胰岛素DNA合成代谢特别敏感，而大血管却无此敏感性，故对大血管影响较弱。

对老年无症状脑腔梗病人，不要认为生活一切正常就“放任自流”，应尽早去除可能导致胰岛素抵抗的因素，必要时使用改善胰岛素敏感性药物减缓胰岛素抵抗，具体有如下措施：

(1)改变生活方式，饮食控制：投服较高纤维素食物，如长纤维的绿色青菜、短纤维的麦片都有助于增进胰岛素敏感性。肥胖老人减肥后，也可使胰岛素敏感性有所提高。

(2)运动：老年人适度体力活动可增加能量消耗，有氧运动能促进心肺功能的增强。有氧运动可促进葡萄糖的利用，增强胰岛素的效应。

(3)应用双胍类药物：二甲双胍每次0.25～0.5 g，一日3次。此药可改善机体对胰岛素的敏感性，对正常血糖无影响，不引起低血糖，也不易产生乳酸性酸中毒，可降低高胰岛素血症，改善胰岛素抵抗。它可使循环血细胞胰岛素受体数目增加，增加受体酪氨酸激酶活性，提高胰岛素与其受体的结合力，促进外周组织摄取和利用葡萄糖，抑制糖原异生，延缓及减少小肠葡萄糖的吸收，轻度减肥，改善脂质异常及具有血管保护作用，近年来倍受各国医生推崇。我们在临床上也对病人使用，可改善胰岛素血症，还可减肥。

总之，X 综合征概括了一系列与 IR 抵抗有关的代谢及生理紊乱，这在胰岛素抵抗认识史上具有里程碑式的意义。高胰岛素血症、糖耐量降低、脂代谢紊乱、尿酸高、高血压、肥胖，这些症状可在一个病人身上发生。最近 WHO 将 IR 定义为：①血压＞140/90 mmHg；②甘油三酯＞1.7 mmol/L；③高密度脂蛋白＜1.1 mmol/L；④空腹血糖＞6 mmol/L，餐后 2 小时血糖＞7.8 mmol/L；⑤中心性肥胖（中国男性腰围大于 90 厘米，女性腰围大于 80 厘米）。

目前研究表明，IR 和高胰岛素血症确实能导致 X 综合征。老年无症状脑腔梗与 X 综合征关系密切。对该病应引起临床医师的重视，不要认为“预后良好”而不加以干预。脑腔梗与其他代谢病“叠加”程度越大，其体内胰岛素抵抗越厉害，预后越不好。

（陈治卿）

怎样治疗眩晕和自我保健

眩晕本身并非独立的疾病，而是一种常见的症状，如发热、咳嗽、腹痛一般，与全身各系统、器官均有联系，可由多系统疾病引起，能引发眩晕的疾病多达50余种。眩晕系因平衡感觉或身体定向障碍所致。患者睁眼看到周围景物围绕自身转，感到眼花缭乱、天翻地覆，而闭眼时感觉自身在旋转。具有不稳感，行走时常偏向一侧，来回摆动或上下飘动，好像立在小船上左右摇晃。眩晕发作高潮时，患者常伴有倾倒、恶心、呕吐、面色苍白及出冷汗等症状，害怕睁眼，喜固定于一个体位闭目静养。虽如此，患者的意识清醒，对周围发生的事情也很明白，言语对答如流。

头昏常与眩晕混淆。头昏是一种昏昏沉沉的感觉，亦有人描述为头昏脑胀，但头昏决无视物旋转，更不会伴发平衡失调。眩晕不等同于头昏，但两者之间又有着某种联系，前庭器官疾病发病时，不仅表现为眩晕，还可伴有头昏。如梅尼埃病发作时，眩晕持续时间短暂，之后可能有头昏，而且头昏持续时间较长。

晕厥与眩晕亦有些相像。晕厥是突然发生的意识丧失，患者不能站立而昏倒，重者可伴有肢体的抽动，可持续数秒或数分钟。

眩晕是一种主观症状，精神因素对眩晕程度和性质有重要影响。年龄、文化程度和精神类型不同的患者对症状的描述有很大差异，有人会有声有色地把头昏描述成眩晕，也有人则不善言辞而表达不出眩晕的特点，导致难以断定患者的症状到底是眩晕还是头昏。

眩晕不能忽视。眩晕的病因复杂，可由多学科、多系统疾病所引起。对中老年患者来说，最常见的是脑血管疾病性眩晕。其中，椎一基底动脉系统病变较颈动脉系统病变更易引起眩晕。椎一基底动脉供血的脑干部位控制着人的意识、呼吸、血压及电解质平衡，因此又称之为“生命动脉”。一旦椎一基底动脉病变加重，就可能导致动脉血栓形成，甚至危及生命。所以，中老年患者切莫把眩晕不当一回事。

后颅窝的各种占位性病变都可引起眩晕。听神经瘤多起源于听神经的前庭部分，主要表现为耳鸣、耳聋，但也可在病程中出现剧烈的眩晕及呕吐。

眩晕突然发病且严重，伴有后枕部剧烈头痛，则可能是小脑出血，患者会随着病情发展而迅速出现昏迷，而后因血液流入第四脑室，出现枕骨大孔疝而很快死亡。所以对眩晕应加以重视。

眩晕发作期治疗：眩晕突然发作时，患者惊恐不安，应让其在暗室中静卧，保持自己认为合适的体位，并给予安慰和解释，消除恐惧情绪。眩晕发作患者常有恶心、呕吐，饮水及进食有困难，故不宜口服用药，应注意保持水和电解质平衡，可通过静脉输液治疗。可应用血管扩张剂、低分子右旋糖酐及丹参注射液或当归注射液或川芎嗪静脉滴注。静脉滴注安定可控制急性眩晕发作，效果显著。给抗胆碱药物东莨菪碱可缓解自主神经失调症状，改善微循环。对呕吐严重者，可注射维生素 B_6 或灭吐灵等药物以止吐。针刺内关、合谷及足三里等穴位亦有一定止吐效果。

发生眩晕的原因不少，除中医认为的“无痰不晕、无虚不眩”外，精神过于紧张、饮食平衡失调都可以引起眩晕。眩晕者可根据自身病情进行自我保健，采取以下措施：

(1)体育疗法：可选择散步或慢跑等运动。肾虚者可多揉腰，以手背贴于两侧腰眼(肾俞穴)，同时做划圈、按揉动作。

(2)饮食调理：戒烟、酒，忌肥腻，少盐，多吃蔬菜、水果、瘦肉、鱼及豆腐等，还可以多吃枸杞粥和莲子粥。

(3)自我按摩：取涌泉穴和囟会，用手指擦掐，反复几十次即可。

(4)精神调养：保持心情愉快，居住环境要安静，避免噪声加重眩晕，可选用音乐疗法进行精神调养，养成活泼开朗的性格。

（纪长庚）

小症状拉响中风的警报

说到中风，很多人会发出这样的感叹：咱不怕死，只怕瘫。的确，一个因中风而导致半身不遂的人，生活无法自理，吃喝拉撒全靠别人侍候，还真会有生不如死的念头。不过，怕也没用，明智之举是防字当头，随时留心自身的感觉，一旦出现中风的预兆及时就医。

一、什么是中风

中风是高血压最主要的并发症。中风有两个特点：(1)起病急，发生迅速如风，病人常在数分钟、数小时内症状达高峰；(2)哪里缺血或出血，哪里就出现定位征与相应症状(交叉＋颠倒)。

二、哪些因素可以引起中风

高血压、吸烟、糖尿病、心血管、饮酒、肥胖、血脂高、血液粘稠、遗传因素。

三、中风的蛛丝马迹

(1)麻木感。一侧手臂或一侧腿突然有麻木感产生，表明通过大脑某一部分的血流减少。麻木感在许多疾病中都可以出现，如糖尿病、末梢神经炎，但绝对不要漏掉中风。其实我国古典医籍早就提醒我们：凡人如觉大拇指或食指麻木或手足不用者，3 年内必有中风之至。由此看来，手指麻木本身虽然微不足道，但预示灾难性的中风正向我们逼近，切不可疏忽麻木，及时就医为上策。

(2)瞬间说话困难。想说话说不出来。

(3)单眼突然发黑。一只眼睛突然发黑，看不见东西，仅仅几秒或几十秒后便完全恢复正常，医学上称“单眼一过性黑蒙”，此种预兆如同晴天一阵雷雨后又是艳阳高照，故有极大的欺骗性，使人猝不及防，以致酿成大祸。为什么一只眼睛会发黑呢？这是因为脑缺血引起的视网膜缺血所致，眼动脉对缺血十分敏感，故一些症状出现早，可以看作中风的又一警报。

(4)不平常的剧烈头痛，昏昏欲睡，恶心呕吐。这些症状往往是血压极度增高，颅高压所致。

(5)困倦嗜睡。出现不明原因的嗜睡，应高度警惕，嗜睡者半年内发生中风的几率大增。而且与其他中风征兆相比，嗜睡出现得更早，因而更具有早期预报和防治的意义。

(6)哈欠不断。人在疲倦、睡眠不足时打哈欠是正常的，这里所说的打哈欠应排除上述因素，且一个哈欠一个哈欠连绵不断。主要是因为脑动脉硬化严重，脑血管管径越来越窄，引起脑组织缺血、缺氧所致。这也是一个中风的信号。脑中风病人大约 80%在发病前 5～10天哈欠不断。

(7)眩晕多为短暂性脑缺血发作，俗称“小中风”，发展下去就是大中风了。

(8)鼻子出血。刘老师的身体还算不错，除高血压外，其他脏器都不错，只是近一个月来鼻子出了几次血，好在出血量不大，用点药棉一塞也就停止了，没想到两个月以后发生了悲剧——半夜起床上厕所后就瘫了，医生的诊断是脑出血。悲剧发生的根源在与没有认识到反复鼻子出血乃是高血压患者发生中风的警报。专家的观察资料显示，高血压患者在反复鼻子出血 1～6 月，约有 50%的人发生脑出血。原来,高血压患者的鼻出血与血压波动有关。若能及时降低和稳定血压,即可转危为安。

四、如何防治中风

(1)经常测量血压,高血压应坚持规范用药,将血压控制在适当的水平:<130/85 mmHg。

(2)戒烟,杜绝烈性酒或酗酒。

(3)忌用力排便。大便秘结可用生大黄 6 克或番泻叶 5 克冲服,或麻油拌菠菜,或晨起一杯水(一天要喝 8 杯水),必要时使用开塞露。

(4)坚持适度的运动。最好的药物是运动,活动活动,要活就要动。最好的运动是步行,每日至少步行 3 公里,运动至出汗。

(5)饮食中减少盐和动物脂肪,多吃蔬菜和瓜果。

(6)定期进行血糖、血脂检查,以尽早发现异常,及时治疗。

(7)老年人要注意三个半分钟:醒过来不要马上起来,在床上躺半分钟;坐起来又坐半分钟;两条腿下垂在床沿又等半分钟。

(8)切忌屁股朝天,头朝地系鞋带。

(9)长期口服小剂量的阿司匹林或抵克力得。

(10)保持良好的情绪。

(唐国宝　林海南)

行为和交流障碍——老年痴呆症

随着人口老龄化，一些老人逐渐出现行为和交流障碍，记忆损坏，情绪紊乱，人格改变，10 多年后将夺去患者对自己和家人的终生记忆，此病为“老年性痴呆”。良好的治疗效果取决于能否早期发现本病。本病起病隐匿，病程可经几年到 15 年的病变发展，常常无法确定具体的起病日期。早期本人及家属也没察觉，待到有明显行为和交流障碍时，又碍于羞涩，怕麻烦，不愿每周定期到医院就诊。到了晚期，很多家人就雇用一个保姆，任其自然维持生命到最终。我们 1996 年对居住厦门岛 30 年以上老年人进行抽样调查，发现厦门岛老年性痴呆发病率为 3.4%，全国平均发病率为 5%。

一、老年痴呆症辅助诊断的两个量表

简易智力状态检查量表（Mini-Mental State Examination MMSE）由美国 M. F. Folstein 等人于 1975 年编制，能全面、准确、迅速地反映受试者智力状态及认知功能缺损程度，是最具有影响的认知缺损筛选工具之一。该方法简单易行，标准化程度高，重复性好，多用于老年痴呆的智能评定。对评定员的要求也不高，只要经适当训练便可操作。MMSE 共 19 项。主要包括：(1)定向力：今天是星期几？几号？几月？什么季节？哪一年？我们现在在哪个省？哪个市？什么地方？现在在第几层？(2)记忆力：告诉他三个相互无关的东西的名称，过1分钟再问，请他重讲一遍。(3)计算力：从100开始减7，之后再减7，一直减5次，快速心算。(4)回忆能力：把刚才讲的三个相互无关东西的名称重复按顺序讲一遍。(5)语言能力：包括命名能力、复述能力、阅读能力、书写能力、复写能力。本量表评分法满30分，27分即有些障碍。若没及时治疗，每年自然平均下降1～3分，经过治疗没有减分就是进步。一次检查大约需要5～10分钟。

日常生活活动能力量表(Activities of Daily Living Scale, ADL)：受世界卫生组织(WHO)推荐应用于老年流行病学研究，可作为痴呆综合征的辅助诊断工具，亦可评价生活质量。有20项，主要包括：(1)自己搭公共汽车：在哪儿乘车，乘什么车，哪站下车？是否往去目的地的右侧上车？是否常方向错误，乘过头站或未到目的站即下车？(2)做饭菜，忘记加米、放水、加盐、放油等。(3)吃药：时间早、中、晚、饭前、饭后服常忘记。(4)逛街，购物常认错路，买东西不会找钱，理财困难。(5)打电话背不上电话号码，要抄在纸上，看一字压一个键。若病人因故不能回答，可根据知情人的观察评定。正常20分，分数越高越不正常，自己可以独立完成1分，有些困难2分，需要帮助3分，根本无法完成4分。

二、老年性痴呆临床表现

包括日常生活(Activities of Daily Living, A)、行为(Behavioural, B)、认知(Cognitive, C)。就A、B、C三种表现，起码每个月要到老年科门诊复查一次。

1. 日常生活能力下跌(A)

①基本生活能力：吃饭、吃药、大小便、个人卫生、洗澡、步行。

②应用工具的生活能力：打电话、购物、管理钱财、烹调、整理家务、搭公共汽车。

2. 行为情感障碍(B)

①抑郁、焦虑、欣快、易激惹、情感易变、淡漠、退缩、被动。

②兴趣减少，主动性缺乏；注意力不集中，专注于某一项工作的能力降低，不能完成复杂的工作。

③言语多，幻觉，妄想，多疑，嫉妒，自言自语。

④激越/攻击，拒绝帮助。

3. 认知障碍(C)

①记忆损坏：早期常在老朋友见面时想不出名字，常遗失东西，想不起自己常用的东西放置何处，甚至忘记赴约，忘记自己片刻前与别人说话的内容。抽象思维、推理能力明显减退。

②定向障碍，空间方向定向不行，出远门无法回到自己家。常在熟悉环境中迷路。

③时间、地点、人物紊乱，行为障碍。语言平淡累赘。

④计算能力下降，判断和解决问题能力下降。

三、积极治疗脑血管病，预防老年性痴呆

早在一个世纪前，卒中就被认为是痴呆发生的重要原因之一。一次卒中发作会使痴呆发生的危险性增加 2～4 倍。许多病人在卒中发生前就已存在认知能力下降，头颅磁共振(MRI)有老年脑白质疏松，在脑室周围及深部脑白质中斑点状及斑片状异常信号改变。脑多次腔隙梗塞会导致认知功能下降。高血压、高血脂、高血糖、肥胖、精神紧张、高尿酸等都是卒中的危险因素，必须就诊治疗达标。克服以上危险因素，控制卒中发病率，老年性痴呆发病率也会减少。但有些多次卒中的老人并没痴呆，所以痴呆病因还有其他未发现的因素。一旦发生此病，医疗费用昂贵，治疗效果中、晚期很不理想，加上部分病人游荡，具攻击行为和幻觉，使家庭不堪重负。早期治疗可延缓发病。

在我国 65 岁以上老年人患病率达 6.6%，患病的绝对量占全世界总老年性痴呆老人的 1/4。很多人没来医院诊治，失去早期治疗的时机，到中、晚期治疗就比较困难。每增加 10 岁，发病率增加

5%,平均3个85岁老人就有一个患老年痴呆症。早期临床表现:记忆混乱,打电话背不了7～8个数字,但可以接电话;购物理财困难,计算能力下降;更换衣服时干净与脏的混乱;乘公共汽车常过站或未到站即下车或乘错车,要人陪伴才可乘车;常把眼镜、手表丢失,每天都要找这些日用的东西;爱拾别人路上不要的东西,有时别人的东西也随手拿走;纸屑乱丢,随地吐痰,行为稍有不正常;熟人朋友、亲戚的名字叫不出来;常唠叨半世纪前自己经历的事,一天讲了好几回还重复讲。但以前生活、工作中培养出来的技巧、技能以及打理家务事的能力仍良好,所以还会写自传、唱老歌、跳交际舞、打太击拳、做家务事等。若能早期治疗,把这一期时间拖长,病人还有自理生活能力,对家人及社会也不会是太大的拖累。本病总病程约20年,若能把这一期延长到15年,那就很有成效了。中期临床表现:筹划执行能力减退,无法独立成功地去完成一件事;出现视觉失认,视空间失认,脸面失认,不认识熟悉的家,不认识朋友,连子女也不认识;出门迷失方向,回不到自己熟悉的家;不能正确掌握时间的流动性,昼夜颠倒,晚上认为是白天,起床乱走动;幻视、幻听、幻嗅、幻想,多疑,总怀疑东西被别人偷去;吃过饭又讲没吃,刚发生的事回忆不起来,脑子一片空白。晚期临床表现:语言困难,食欲丧失,大小便失禁,完全依靠看护人。

实际上在痴呆确诊前3～5年,患者日常活动行为的独立性已下降,但本人及家人不注意,认为这是老人正常现象,错过早期治疗的良好时机。本病临床表现三个特点:(1)病人的意识是清楚的;(2)智能障碍不是先天的;(3)认知障碍是全面的。

每年9月21日是世界老年性痴呆宣传日。

(陈治卿)

抑郁症:最易疏忽的心理疾病

抑郁症是世界上最痛苦的疾病之一,用病人自己的话来说,真是“度日如年,生不如死”,正因为如此,自杀率高达80%以上。人们大多不了解这种疾病,也不理解病人的痛苦,往往发生了严重问题之后才到医院诊治。

据世界卫生组织调查统计,抑郁症的患病率约为3.0%~6.4%,女性高于男性1~2倍,发达国家又明显高于发展中国家。

抑郁症主要有以下几种表现:

(1)情绪低落:轻者伤感,心烦意乱,苦恼忧伤,重者感到痛苦难熬,度日如年,悲观绝望。病人常说“活着没意思,提不起精神,怎么也高兴不起来”。有些病人还会出现焦虑、烦躁、紧张不安,好像有大祸临头之感,惶惶不可终日。

(2)丧失兴趣:病人丧失了以往生活的热情和兴趣,对任何事情都没有兴趣,体验不到亲情和天伦之乐,常闭门独居,回避社交,疏远亲友。病人常说“感情没有了,变得麻木了”。

(3)精力缺乏:病人开始感到精力不足、疲劳乏力、生活被动,而且越来越无精打采,精疲力竭,连洗脸刷牙、换洗衣服都懒得动。病人知道应该做,但感到无能为力,力不从心,常说自己“像瘫痪了一样,像泄了气的皮球”。

(4)自我贬低:病人过分贬低自己的才能,常反省过去,内疚自责,把自己贬得一无是处,或扩大以往的过失,认为自己罪恶深重,不可饶恕，应该受到惩罚。对于将来感到前途黯淡，毫无希望，活着没有一点价值，将被人们遗弃。有的认为自己贫困潦倒，无法维持生活。有的认为自己病入膏肓，无可救药。

(5)脑子迟钝、运动迟滞：病人感到脑子迟钝，思路闭塞，记忆力减退，好像脑子空空的，什么事都想不起来。病人言语减少，声音低微，行动缓慢，甚至不语、不动、不食，像木头一样。

(6)悲观自杀：初期病人觉得生活是个负担，活着是个累赘，不值得留恋，不如死了的好，逐渐萌发长眠不醒或突然死去的念头。有的病人还会想到“自己死了，孩子或其他亲属怎么办”，甚至产生要一块死的念头。

(7)昼夜节律：典型的内源性抑郁症常常表现为早上情绪最差，感到最难受，下午和晚上稍好一些。有不少病人则表现为一段时间情绪抑郁，一段时间情绪高涨，症状完全相反，交替发生，称之为“抑郁—躁狂双相发作”。

(8)躯体症状：病人不仅表现为情绪低落，而且伴有身体的变化，如食欲减退、性欲减退、失眠、自感身体不舒服等。

人们通常认为，心情不好可能是因为遇到什么不愉快的事，心里想不开所致，认为只要好好做做思想工作，开导开导安慰安慰就会好，往往忽略了这可能是病。殊不知抑郁症的根本病因并非是外界的刺激，而是体内自身的变化所致。患了抑郁症应当到专科医院进行系统治疗。

（汪　斌）

对绝经后性激素补充疗法的评估

在过去20～30年中，人们普遍认为绝经后性激素补充疗法(HRT)对健康有好处，绝经后妇女使用HRT者显著增多。但2002年7月发表的大型随机临床试验[心脏与雌/孕激素补充疗法随访研究(HERSII)和妇女健康倡议(WHI)]的结果表明，口服雌孕激素补充疗法或者无益，或者有心血管不良事件和其他危险。研究人员称，2001年美国大约有600万妇女服用过HRT药物，估算有14 500例心脏病、乳腺癌、中风事件的发生与患者联合应用雌激素和孕激素有关。但有人提出，HRT对预防痴呆和骨质疏松有效，可弥补HRT已经得到证实的弊端，即增加乳腺癌和心脑血管疾病的危险。但2003年5月，对妇女健康倡议(WHI)资料进行的另一项分析显示，在服用雌孕激素的妇女中，发生痴呆和认知功能下降的危险是上升的，而非下降。治疗骨质疏松症目前又提出采用雌激素受体调节剂——雷洛昔芬，它是一种非类固醇的(非激素)新型化合物，属抗骨吸收药物，可使骨质疏松的绝经后妇女骨折率降低，还可抗乳腺癌及子宫内膜癌。

对一些围绝经期妇女，出现潮热、脸红、出汗、心悸等症状，有人建议用抗抑郁药来代替HRT，但治疗效果不理想，抗抑郁药用来帮助缓解围绝经症状还不被广泛认同。临床上对受到围绝经期症状折磨的妇女应用HRT药物(如倍美力1片，一天一次，3～4天)后症状即消失，同时医师们认为在尽可能短的时间内服尽可能小剂量的

HRT,对人体没多大害处,所以目前 HRT 主要治疗约 1/4 有围绝经期症状的妇女。

(陈治卿)

老年人间歇性跛行

间歇性跛行是老年人常见的症状，但大多老人认为是骨关节毛病，腿不好使的原因，没什么好的治疗方法，能拖就拖，往往耽误了治疗时间。本症状主要表现在行走一段路程后，出现下肢逐渐加重的疼痛、麻木、乏力、沉重感等不同的感觉，不得不停止行走或蹲下或改变某种姿势或坐几分钟，待症状减轻或消失后再继续行走，走一段路又再次出现上述症状，而被迫再次休息，以上临床表现即为“间歇性跛行”。对间歇性跛行，病因可有血管源性及神经源性两大类，症状有许多类似之处，但原因完全不同。

一、发病机制

1.血管源性间歇性跛行

(1)下肢动脉粥样硬化：本病老年人非常多见，但常被病人及医师忽略，只注意冠状动脉粥样硬化、脑动脉粥样硬化，而忽视肢体血管的动脉粥样硬化。本病男多于女，发病年龄多在60～70岁。下肢动脉粥样硬化病变在主—髂动脉者，临床表现疼麻多在臀部、股部、髋部；病变侵犯股—腘动脉者，腓肠肌酸痛，以麻为主，此种最多，占80%～90%。病情进一步发展，下肢动脉严重狭窄以致闭塞时，肢体静息时也疼，足趾疼痛麻木，趾苍白、冰冷，足背动脉搏动减弱至消失。下肢动脉粥样硬化是全身性疾病的一部分，其预后与同时并存的冠心病、脑血管疾病密切相关。经血管造影证实约50%有肢体缺血症状的患者同时合并有冠心病。寿命表分析表明,间歇性跛行患者5年生存率为70%,10年生存率为50%,死亡者大多死于心肌梗死或猝死,直接死于周围血管闭塞的比较少。

(2)血栓闭塞性脉管炎:为累及上下肢远端中、小型动脉和静脉为主的炎症性阻塞性血管疾病,病因尚不清楚。亚洲发病多,男多于女,40岁前即可发病,有认为与烟草过敏或自身免疫反应有关。表现以四肢,特别下肢的中小动、静脉节段性病变,内膜增生和血栓形成,同一条血管中可以看到不同时期的多段血管病变,而各段病变之间的血管可完全正常。先在寒冷季节发病,趾端发凉、苍白、麻木、疼痛,病程长,症状加重,出现间歇性跛行,病情严重,时有静息痛。血栓性静脉炎在小腿或足部沿静脉走向有红肿疼痛,触之呈结节条索样感觉,可反复发作。

(3)急性肢体动脉闭塞:由于动脉粥样硬化的血管被栓子阻塞,造成动脉血流突然中断。栓子可是血栓、细菌性栓子。血栓来源可来自心脏房颤左房内血栓脱落,冠心病心梗后或心肌病左心室附壁血栓脱落;感染性栓子是心内膜炎的赘生物脱落。动脉血栓易嵌在血管分叉处,下肢动脉栓塞最多见者为股动脉,其次为骼动脉、腘动脉和腓动脉。当血管闭塞后,供血区急性缺血,约在1小时内患肢突然剧痛,感觉异常,发冷、麻木。闭塞血管远端脉搏消失,肢体无力,皮肤呈紫绀或苍白,冰冷,严重者形成坏疽,需截肢、截趾。

2.神经源性间歇跛行

(1)腰骶椎管退行性狭窄:马尾或神经根压迫,机械性受压,引起神经内水肿,血管通透性增加,炎症介质释放,导致疼痛加重,从而发生在马尾神经、脊神经根和脊神经节的不同程度的压迫所致的血液循环改变,加上炎症反应,诱发了神经源性间歇性跛行。

(2)脊髓血液循环的影响:脊髓的动脉循环血量减少,导致脊髓缺血,脊髓静脉循环障碍导致静脉淤滞或静脉淤血所致脊髓缺血,也可上述两种因素同时存在。表现为双下肢无力，双腿发紧，上、下楼梯特别费力，易跪倒。

二、治疗

(1)下肢动脉粥样硬化致间歇性跛行，目前认为扩血管药对缺血性肢痛无效。肢体动脉狭窄时，在运动状态下，其狭窄的远端血管扩张使组织的灌注压下降，而因肌肉运动而产生的组织间的压力甚至可超过灌注压。此时用扩血管药将加剧这种矛盾，除非扩血管药可以促进侧支循环，否则不能使运动肌肉的灌注得到改善。有人提出己酮可可碱可增加间歇性跛行患者的运动耐受量。前列腺素静脉点滴可减轻疼痛。血管支架植入或血管再建也是有用的。

(2)血栓闭塞性脉管炎要戒烟。血管扩张药对缺血性疼痛无效，应用糖皮质激素及抗凝治疗也无效。中医中药对早期病人有效。交感神经切除对伴有血管痉挛者可能有效。对已形成坏疽溃疡感染久治不愈者要截肢。

(3)急性肢体动脉闭塞：对血栓性栓塞可采用动脉溶栓，从动脉内注入尿激酶或手术摘除血栓，对感染性栓子应以抗感染为主。

(4)腰骶椎管退行性狭窄：行硬膜外封闭，可使跛行好转。

三、小结

老年间歇性跛行早期常未引起重视，待症状明显时，多延误治疗时机。对间歇性跛行者，应考虑区分是血管源性还是神经源性，及早诊断治疗。

(陈治卿)

老人脚痛细找原因

人的脚和全身其他器官一样，随着年龄的增长，逐渐发生退行性变化，行走困难，严重地降低了生活质量。

(1)跟骨骨刺：由于常年磨损，脚后跟长骨刺，引起滑囊无菌性炎症，造成疼痛。防治方法是走路时注意不要用脚后跟着地，避免剧烈的跑跳运动。常用热水浸泡脚，也可热敷、按摩。

(2)跖底痛：引起这种病的原因多是维持脚弓的韧带逐渐松弛，无力维持脚弓的形状，使脚部跖骨下陷。如果行走时间过长或搬抬重物超重，跖骨受到严重压挤也容易使脚底板的肌肉发生疲劳，出现疼痛现象。疼痛的范围限于脚底板的半前部，活动时加重，休息后减轻，不痛时检查局部没有压痛区或压痛点。防治的方法是经常将五趾并拢屈曲，以五趾跟和脚后跟着地走路，坚持锻炼，使脚弓日渐形成。也可在鞋的中间钉上一块1厘米厚、2厘米长、3厘米宽的硬橡胶垫，走路时脚心卡在硬橡胶垫上，使人体的重量不完全落在趾骨上，即可减轻跖骨疼痛。很多老人用鹅卵石铺为健身路径，若长时间走卵石路，高低不平反而会损伤关节，老人踏卵石以15分钟为宜。

(3)跖腱膜炎：老年人的跖腱膜弹性较差，功能降低，长时间走路以及受到寒冷潮湿的不良刺激，容易发生炎症。主要表现为脚后跟和脚心疼痛，有烧灼感，用手压迫脚后跟与脚心的交界处，有明显的压痛。防治的方法是适当休息，多用热水洗脚，平时尽量踮着脚尖走路，疼痛剧烈的可用强的松龙配普多卡因局部封闭。

(4)糖尿病足:糖尿病严重者,可有神经病变、血管病变、足趾痛麻、发紫、冰冷及足趾感染、溃疡、坏疽。因神经变性无知觉的足溃烂不大痛,血供差,很难愈合。要赶快就医,除治疗糖尿病外,还要对足进行保护和护理。

(5)间歇性跛行:老人行走一段路程后,出现下肢逐渐加重疼痛、麻木、乏力、沉重感,不得不停止行走,坐下休息几分钟,症状减轻或缓解后再行走。这可能是下肢动脉粥样硬化形成血管内斑块致管腔狭窄血流不足,应到医院检查治疗。

(6)腰骶椎管狭窄:老年人退行性病变,椎管管腔狭窄,机械性压迫神经根,导致下肢疼痛、无力、足趾麻木等,应该到医院就医。

(7)骨质疏松:老年人骨质疏松可致全身骨头酸痛,脚也会负重痛,疼痛与气温、气压、天气变换有关。骨质疏松是可以治疗的,多吃牛乳,适当日照,补充碳酸钙片、降钙素等,促进成骨细胞增长,抑制破骨细胞活性,使骨密度增高,骨量增加,即可减轻脚的负重痛。

老年人的脚健康非常重要,脚关节经过几十年负重、磨损,导致软骨破碎,骨小梁稀疏、断裂,滑膜关节囊慢性损伤,疼痛在活动时加剧,超过生理极限,所以疼痛时应该少走路,减轻症状。

(吕尚团)

过敏性鼻炎有办法治好吗

这个问题是许多患者十分关心的。笔者可以明确地答复患者：可以治好。

过敏性鼻炎，俗称鼻敏感，是鼻粘膜对外界某些过敏原敏感性增高的一种异常反应性疾病，临床表现以阵发性鼻痒、打喷嚏，继则是难以制止的大量清水样鼻涕为主要症状。发作时间多数在清晨起床后，至中午减轻或消失，有的病人夜间就寝前也有发生。发病原因不少与受寒有关，如天气变冷、进入冷气房等，部分病人有灰尘、汽油、花粉及其他异味的过敏。

对此病的治疗，应抓住两个环节：一是抗过敏，二是消除或减轻症状。西医治疗常用抗过敏药物，兼以对症处理，如使用滴鼻剂以疏通鼻窍，一般能使症状减轻而获近效，但往往停药后又复发，反复不愈，难以根治。

中医认为，本病的发生主要与体质因素有关。外界的过敏原是重要的发病原因，但体质的不堪忍耐过敏原则是发病的内在因素，内因是发病的决定因素。导致发病的体质因素有二：一是阳虚之体，阳虚不能温煦鼻窍，御邪功能减弱，津液失于运化而停聚，则生此疾，并兼有面色少华、神疲乏力、畏寒肢冷、尿清、便溏、舌白、脉弱等症；二是患者阳气并不虚弱，甚或“内火”甚旺，但“鼻敏感”的症状时常发生，此因阳气内郁，不能上通鼻窍、运行津液所致，这类患者每多伴有口干、便干、尿黄、舌红、脉数等症。治疗宜求其本，前者以温补阳气兼以升提为法，后者宜遵“火郁发之”之旨，用发越升散郁阳之法以治。

笔者根据以上思路治疗此病，收到了比较满意的疗效，故提出来供大家参考。

（王长荣）

吃中药是否就效果慢、副作用小

这是一个很多人都存有疑问的问题。本人认为，对于这个问题应全面地去分析。

首先，关于效果的问题。谓中药效果慢，实际上是相对西药而言的。西药是化学制剂，是一种提炼有效成分制成的药剂，口服后很快从消化道吸收，肌肉注射药液通过组织吸收，静脉给药直接进入血液，其作用之快，毋庸置疑。中草药系自然药物，基本上是没有经过提炼的，所以内服后有一个经过消化道处理的过程，而且在药量上还有一个难以准确把握的问题（即多少自然药进入人体后能变成多少有效成分），因此其发生的作用自然也相对较慢。这是从药物吸收快慢而言的。另外，效果的快慢还取决于用药是否对证（病），如果药不对证（病），即使药物吸收很快，也无济于事，拖延病情。一个不大的病往往拖了很久而不能治愈，甚至变成了慢性病，这种情况难道见得还少吗？相反，如果药能对证（病），即使是内服吸收作用甚慢的中草药，也能收到很快的疗效。不管是中医还是西医，只要能因证（病）、因人、因时、因地进行施治，提高疗效是完全可能的。

其次，关于副作用的问题。与西药相比中药副作用要小得多，这是由于中药必须经过消化道的处理，其作用虽然慢了些，但其毒性的吸收也甚慢，且经过消化道的处理，毒性也减小了。因此，相对西药来说中药的副作用确实是小了。但是，不能因为副作用小而掉以轻心，如果用药不对证，也就是吃了不应该吃的药，其副作用仍会表现出来。即使是服用补药，也必须对证，否则就会产生不良的后果。另外，用药虽然对证，但若其中某药有毒，也不可多服久服。

概言之，谓“中药是效果慢、副作用小”，虽有一定道理，却是不够全面的。故提出以上个人管见，供大家参考。

（王长荣）

治癌的宏观决策

癌症是危害人类健康最主要的疾病之一,"谈癌色变",说明了人们对癌症的预后所产生的恐惧心理。人们迫切希望能有一套有效的对付癌症的办法,以使癌患者延长生存期,进而彻底征服这个恶魔。多年来,中、西医务人员一直在努力进行着临床和实验的研究,取得了一些可喜的成绩,癌症患者的生存期有了一定的提高。但是,由于种种原因,癌症虽然得到了治疗,癌组织虽已被清除或控制,然病人仍免不了悲惨的结局。人们不禁发出了疑问:现有的治癌方法是否可靠?靠现有的医学水平,能否治愈癌症呢?

诚然,现在的医学水平还没有把握彻底根治癌症,但确实也有癌症被治愈的例子。有人运用现有的医治手段使癌症得到了控制和治愈,但也有不少患者因未能得到挽救而死亡。同样的医疗手段产生不同的效果,差异相当明显。撇开精神养生保健等因素不谈,仅就治疗而言,恰当地全面地运用现有的治疗方法,正确地掌握治疗的适应证,是提高疗效、预防早夭、延长生存期的重要问题,这就是治癌的宏观决策。

宏观决策,首先必须认清治癌有三大任务,即消除癌肿、防止癌肿的扩大和转移、消除癌肿引起的各种危害。制定治疗方案就应围绕这三个方面采取全面的措施,缺一不可。如果只强调一个方面,忽视另外两个方面,往往会导致治疗上的失败,进而使病人的生命过早夭亡。当然,抓矛盾的主要方面诚为重要,但主要矛盾解决了,次要矛盾就会上升为主要矛盾。生命不同于一般事物,有其特殊性的一面,在治疗癌症的时候,必须主次矛盾一起抓,才能对生命起到更有力的保护作用。

宏观决策,就必须对现有的治疗方法的优缺点及适应症有一个全面而正确的认识。在此基础上,才能正确地运用这些方法,从而获得较好的疗效。目前,抗癌治法众多,总的来说分西医疗法、中医疗法及中西医结合疗法。现分述之:

(1)西医疗法:主要有手术、化疗、放疗等。手术是清除癌瘤最直接、最迅速、最有效的治疗方法,适用于体质较好、癌肿尚未转移的患者。对于体质差难以忍受手术者、晚期癌症已广泛转移者及癌肿部位覆盖或邻近大动脉者,均应慎用。化疗,即使用化学的抗癌药物以注射或口服的途径,通过血循环到达病灶而起治疗作用的方法。根据病情,须多次、反复用药,适用于不能手术如癌已转移的患者,也用于手术后防止复发的治疗。化学抗癌药物对杀死癌细胞、消除癌肿有一定疗效,但速度较手术慢且不彻底,更有杀害正常细胞的副作用,用之太过易导致人体免疫功能下降、白血球降低,病人常因此而中断治疗,造成癌肿不能迅速清除,而免疫力却反而下降的局面,癌毒则更失于监制而卷土重来,这往往是病人过早夭亡的原因之一,故正确使用化疗,掌握好剂量、间隔时间、次数及患者的体质反应情况是治疗成败的关键所在。放疗,即放射疗法,是通过放射线照射癌瘤局部以杀死癌细胞、消除癌肿的一种治疗方法。疗效不如手术迅速和彻底,但能弥补不适宜手术的缺陷。此外,手术前应用此法有局限癌肿、利于手术根治的作用。放射对身体也有损害,应适当掌握好剂量及次数。

鉴于癌症的产生与机体的免疫功能下降有关,故西医也有免疫疗法,使用增强免疫功能的药物,但效果如何未有准确的统计。

(2)中医疗法:目前主要是内服中药的途径,口服中药经消化道吸收其有效成分入血,通过血循环到达病所而起到治疗作用,与化疗药物入血的途径相似。治疗作用缓慢而持久,且副作用少,消除癌肿不如手术及放疗那样直接和迅速，但现代研究已筛选出不少有消除癌肿作用的中草药，内服这些中草药对于不能手术、放疗的癌患者来说，增加了一个治疗途径。同时，内服补虚的中草药能增强体质，提高免疫能力，因而对消除癌肿、防止癌瘤的扩大和扩散、提高抗癌消瘤药物的疗效有一定的作用。此外，辨证施治，采用理气、活血、祛淤、化痰、消导、软坚、攻下等法，对于改善因癌肿引起的各种症状，纠正脏腑组织器官的功能失调，减轻化疗、放疗带来的副作用有积极的意义，因此能不同程度延长患者的生存期。中医药的抗癌防癌作用已越来越被人们重视，但是中药内服存在着疗效慢（疗程长）、未能迅速消除癌肿的缺点，故如何提高其抗癌疗效，是科研工作者面临的任务。

(3)中西医结合疗法：中、西医治癌各有所长，也各有欠缺，有利有弊，若能结合应用，取长补短，则为上策，必能提高疗效，延长患者生存期。中、西医之间应排除门户之见，精诚合作，互相学习，那么癌症的治疗效果必将大幅度提高，死亡率就能大大降低。

宏观决策，就应从实际出发，分析病人现阶段的各种情况，从而制定具体的治疗措施。现就癌症的各个阶段的治疗措施略陈管见，以供参考。

(1)癌症的初、中期，患者体质尚好，癌未转移者：宜先用放疗局限病灶，继以手术切除癌肿，手术后适当进行化疗（宜掌握好剂量、间隔时间和次数），配合内服中药扶正补虚，目的在于恢复因放疗、手术引起的体力下降，并增强免疫功能以防癌的复发，对化疗引起的副作用如白血球下降等也有修复作用。

有的因患癌部位的原因而不能手术者，可考虑用放疗结合化疗，但均应配合中草药内服，在辨证的基础上，应用扶正补虚、消除副作用的药物。

(2)晚期癌症，已转移，体虚不宜手术者：①化疗：作为杀灭癌细胞的重要手段，但必须谨慎使用，并密切观察其产生的副作用，一旦有明显的副作用出现，就应立即停药，待身体状况许可，再次使用。

在此同时，宜用扶正及消除化疗副作用的中药，使体虚尽快恢复，这样可缩短化疗的间隔时间，提高疗效。

②中医中药：晚期癌症转移，身体一般情况差，不能应用手术、化疗、放疗者，中医中药是主要的治疗手段。中医中药治疗分三类，一是使用消癌的中草药，亦即经过实验及临床研究出的经过筛选的对杀害癌细胞有效的中草药，是为专药；二是补虚扶正的中药，是通过辨正判断患者是何种虚(如阴虚、阳虚、阴阳两虚、气虚、血虚、气血两虚、津液亏虚、阴精亏虚，以及脏腑功能衰弱产生的虚等)，采用各种不同的补虚治疗方法，有增强体质、提高免疫功能、利于消除癌肿的作用；三是通过辨证辨清气滞、血淤、痰凝、寒热等证，而加以相应施治之法，以改善机体内部功能障碍，且有利于消除癌肿，对于延长患者的生存期具有重要的作用。通过这三类药物的综合治疗，环环扣紧，丝丝入微，而不偏执于一方，癌症(晚期)的病情有望得到控制，进而可向好的方向发展，则延长生命是大有可能的。

宏观决策看起来容易，但在实际治疗过程中，能够完全做到也并非易事，故提出来望引起医患者的重视。

(王长荣)

何谓风湿病

风湿病学是一门年轻的临床医学学科，由于起步较晚，人们对它的认识尚浅，易引起漏诊、误诊。过去曾狭义地称之为“胶原病”、“结缔组织病”。实际上风湿病包括的疾病甚多，它是指一大类目前病因与发病机制尚未研究清楚，以损害滑膜、软骨、骨、关节、肌肉、韧带等为主，可侵犯多个系统的全身性疾病。目前对风湿性疾病的分类主要包括免疫结缔组织病（如系统性红斑狼疮、类风湿性关节炎等）、内分泌—代谢性风湿病（如痛风）、感染性风湿病（如结核性关节炎）、退行性风湿病（如骨质增生性关节炎）、遗传性风湿病（如褐黄病）以及其他以关节炎。因该类疾病大多有关节疼痛，故中医多按“痹证”论治，认为是机体正气亏耗，抗邪无力，风寒湿热等邪乘虚而人，导致经络闭阻，气血不畅，日久引起肢体关节疼痛、麻木、重着、活动不利，甚则变证蜂起。

风湿病涉及的范围很广，与临床各科几乎都有关系，如内科、骨科、皮肤科、五官科、口腔科、眼科、放射科等，同时也是临床免疫学科的重要组成部分。常见的有自身免疫性结缔组织病、系统性血管炎、骨与关节的病变。常见的症状如下：

(1)发热是风湿病的常见症状，可为低热、中等度发热，也可为高热，往往可表现为不规则的发热，一般无寒颤，抗生素无效，同时血沉快，如系统性红斑狼疮、成人斯帝尔病（成人 Still 病）、系统性血管炎等均可以发热为首发症状。

(2)疼痛是风湿病的主要症状,也是导致功能障碍的重要原因。风湿病的疼痛中,起源于关节及其附属结构的疼痛最为常见,然而肢体和躯干部位的疼痛也可见于内脏和神经系统病变。关节痛、颈肩痛、腰背痛、足跟痛往往是风湿病的主要表现,有时还伴有关节的肿胀。类风湿性关节炎常有对称性的关节肿痛,手指关节、腕关节尤为明显;强直性脊柱炎有腰背痛,休息时加重,可伴有足跟痛、红眼;风湿性多肌痛有颈肩痛、肢带肌的疼痛及肌无力。

(3)皮肤粘膜症状:系统性红斑狼疮、皮肌炎/多肌炎、白塞病、脂膜炎、干燥综合征可有皮疹、光敏感、口腔溃疡、外阴溃疡、眼部症状、网状青紫、皮肤溃疡等。

(4)雷诺氏征:指(趾)端遇冷或情绪激动时发白,然后发紫、发红或伴有指(趾)端的麻木、疼痛,严重的可有皮肤溃破,可见于硬皮病、类风湿性关节炎、混合性结缔组织病、系统性红斑狼疮。

(5)肌肉可有肌肉疼痛、肌无力,肌酶升高,肌电图表现为肌原性损害等,如皮肌炎/多肌炎、混合性结缔组织病、系统性红斑狼疮等。

(6)系统损害:有些风湿病特别是自身免疫性结缔组织病如系统性红斑狼疮、系统性血管炎、类风湿性关节炎等可有多个器官的损害,如表现为心脏炎(心包炎、心肌炎、心内膜炎)、肾脏损害(蛋白尿、血尿、浮肿、高血压、肾功能衰竭)、血液系统损害(白细胞减少、红细胞减少、血小板减少、溶血等)、呼吸系统损害(间质性肺炎、肺动脉高压、胸腔积液)、消化系统损害(肝功能损害、黄疸)等。

(7)常有自身抗体:抗核抗体、抗 ds-DNA 抗体、抗 ENA 抗体、抗血小板抗体、抗心磷脂抗体、类风湿因子等。

治疗关键重在早期诊断、早期综合治疗。抗风湿药物种类主要有非甾体抗炎药、改善病情的抗风湿药、免疫调节剂、糖皮质激素等。中医治疗早期实证为主时,一般按风、寒、湿、热偏盛,以驱邪为主,兼以扶正;病久正虚,或兼痰、兼淤,应补气血、益肝肾与祛风除湿散寒清热并重,或主用扶正,兼顾祛邪,参以化痰、活血之法。

(陈进春　邱明山)

关注青少年关节痛

——青少年强直性脊柱炎

小刚，今年 9 岁，平时挺文静，表现也好，是个出名的乖乖儿，经常受到表扬。可近段时间学校老师反映小刚上课注意力不集中，经常做小动作。近几天睡到半夜常醒来及早上起床常诉手脚关节酸痛。家长这天休息，就带过来风湿病门诊咨询。在医生的指导下做了一些检查，被告知小刚得了“青少年强直性脊柱炎”。家人感到纳闷，这关节炎不都是大人的病吗，怎么小小年纪也会得，且是手脚痛，怎么会扯到脊柱呢？孰不知强直性脊柱炎是脊柱关节病中最多见的一种，具有脊柱关节病的原形之称。而青少年强直性脊柱炎有报道起病年龄平均 9.3 岁，男性多见，早期主诉症状可以是以晨僵为主诉的炎症性腰痛（其特点是：清晨起床或处于静止状态时间长后感到腰部发僵、疼痛，翻身或转身困难，活动后症状减轻或缓解），也可以四肢大关节炎为首发症状，尤其以下肢大关节肿胀、积液、疼痛和功能障碍（处于静止状态时间长后出现关节痛，但活动后改善，这也是小刚上课爱做小动作的原因）等就诊，一般不累及小关节和上肢关节，一般无全身症状（如恶寒、发热等）；中晚期累及骶髂关节、脊柱等，可导致骶髂关节、脊柱、下肢大关节强直。血 HLA-B27 常为阳性，部分有脊柱炎家族史。影像学早期表现为关节肿胀、积液；早期骶髂关节不受累或受累轻微，中晚期表现为关节间隙增宽，关节边缘不整，侵蚀、硬化；最后，关节间隙变窄，可累及胸椎、腰椎，较少累及颈椎，晚期椎小关节模糊，韧带钙化，关节强直，脊柱畸形。其病程越长，累及关节越多，累及骶髂关节越明显，病情越重。发病年龄越早，其进展越快，越容易累及骶髂关节和脊柱，致畸率就越高。因此早期的诊断和治疗对患者的预后至关重要。

目前尚无根治青少年强直性脊柱炎的特效方法，治疗包括非药物和药物治疗。非药物治疗以运动范围锻炼和姿势训练为主，坚持适宜体育锻炼如步行、慢跑、游泳，注意正确的睡卧、坐立姿势。睡卧时保持低枕平卧位，睡硬板床，并持之以恒，可延缓和避免脊柱和骶髂关节变形，减轻疼痛，改善功能状态，对预防残疾、提高生活质量有所帮助。西医药物治疗以非甾体解热镇痛剂为一线用药，如高剂量消炎痛、双氯芬酸钠等，可联合使用小剂量糖皮质激素和柳氮磺胺吡啶、甲胺喋呤，但应密切关注其副作用。中医认为该病属先天禀赋不足、肝肾亏虚、痰淤阻络所致，治疗上以滋补肝肾、活血化淤通络为主，提倡个体化治疗，在改善病情、减少西药的副作用方面中药有其独特效果。

（陈进春）

久病乱吃药　邮购买罪受

——医务人员提醒患者警惕广告宣传上的假医假药

一位糖尿病患者轻信外地某“糖尿病研究中心”的“医疗专家”，邮购“偏方制剂”服用，导致低血糖昏迷，经解放军第 174 医院抢救治疗，目前病情好转出院。

这位患者今年 56 岁，患糖尿病多年，出现四肢麻木刺痛，未经正规医院治疗，血糖控制不良，逐渐失去信心。后来，她看到报纸宣传某地“糖尿病研究中心”的“医疗明星”，“出身中医世家，潜心研究出纯中药制剂，可以彻底治愈糖尿病，让患者完全告别糖尿病”。于是，她花费近千元，邮购“偏方制剂”，服用后出现头昏、出汗、心慌等低血糖反应。电话咨询外地“专家”，说是正常药物反应。第二天患者神志不清，急送第 174 医院。医生立即判断是低血糖昏迷，经静脉注射葡萄糖很快神志清醒。患者出院时深有感触：“看病到正规医院才能得到全面合理的治疗，伪医假药信不得。”

据第 174 医院医生介绍，时下媒体上不时冒出各种“医疗专家”，其神奇医术到底有多少可信度应引起广大患者警惕。这些“医疗专家”大多经过医疗经纪人精心包装宣传，号称“专治糖尿病、肝炎、癌症、癫痫、银屑病、白癜风等疑难病”。不需门诊，病人就可邮购买药。药一般为“祖传秘方”，不标明真实成分，价格高昂。医生估计，周某服用的所谓“纯中药制剂”可能含有西药优降糖，其价格便宜，但因代谢半衰期长容易导致低血糖。医生提醒病人,切莫久病乱投医,对一些所谓的"医疗专家"应注意辨别真伪,谨防上当受骗。

（许树根　黄昭瑄）

痛风及高尿酸血症的防治

一、什么是痛风

痛风是一组嘌呤代谢紊乱所致的疾病，临床特点为高尿酸血症及由此引起的急性关节炎反复发作、痛风石沉积、慢性关节炎及关节畸形，常累及肾脏引起慢性间质性肾炎和尿酸性肾结石，如不及时治疗部分病人可因痛风性肾病发展到慢性肾功能衰竭甚至尿毒症。随着经济发展及生活水平提高，人们生活方式及饮食习惯也发生了较大变化，痛风的发病率近年来有不断升高的趋势。

痛风的急性发作表现为特殊的关节疼痛，应引起警惕以便早期发现早期治疗。急性发作往往没有预兆，或者只有轻度头痛或发热。关节剧痛常在夜间突然发生，受累的关节多半是足部跖趾关节，表现剧烈刺痛并伴皮肤发热和肿胀，24 小时可达到高峰。轻度痛风发作可在几小时或 1～2 天自行消退，严重者可持续多日或几周。绝大多数痛风可反复发作，如不治疗，发作次数越来越多，症状也会持续更久，受累的关节也越多。

二、罪魁祸首——高尿酸血症

引起痛风的重要原因是高尿酸血症。尿酸是什么？尿酸是体内嘌呤核苷酸代谢产物。若经常摄入过多含嘌呤较高的食物，如海鲜、动物内脏、啤酒等会导致血清中嘌呤产物——尿酸增加，一旦超过肾脏排尿酸的能力，就会引起血中尿酸浓度增加，即高尿酸血症，使患痛风的危险性剧增。有资料表明：1990 年上海、北京、广州等地高尿酸血症的发病率为 13%，到 2000 年已增至 21%左右，而 10 个高尿酸血症患者中将有 1 人会发展为痛风。

高尿酸血症的高危人群应注意控制高嘌呤食物的摄入量：(1)大于 40 岁的中年人；(2)绝经妇女；(3)肥胖者；(4)家族中有人曾患过高尿酸血症或有痛风病史者；(5)患有高脂血症、高血压、糖尿病。上述人群最好每年检测血清尿酸、血糖、血脂、血压，以防高尿酸血症，预防痛风发作。

三、首要对策——饮食控制

痛风的发病与食物中的嘌呤密切相关。如进食高嘌呤膳食，就可增加体内尿酸，诱发痛风。反之，控制了膳食中嘌呤的摄入，人体血液中的尿酸浓度就会降低。食物中嘌呤的含量与食物的种类、烹调方法等有关，合理选择食物及食物加工方法，将有助于减少食源性尿酸的生成，防止痛风及其并发症的发生。饮食控制的主要原则介绍如下。

(1)禁食高嘌呤食物和浓汤汁(如火锅汤等)。

(2)适量选择中嘌呤食物。可将水产类、畜禽肉类、豆制品等切块煮沸弃汤后，再进行烹调；蔬菜也可用沸水焯烫后再烹调，以减少原料中嘌呤含量。但痛风的急性发作期，应限制中嘌呤饮食，每天膳食中嘌呤的摄入量小于 150 毫克。

(3)按需选择低嘌呤食物。但应控制膳食中嘌呤摄入的总量，每天不超过 1 000 毫克。

(4)禁酒。虽然啤酒的嘌呤含量不高(2～5 毫克/100 毫升)，但含较多鸟苷酸，代谢后可产生嘌呤。乙醇不仅会促进嘌呤转化，而且可在体内代谢为乳酸，引起乳酸堆积，而乳酸可抑制尿酸从肾脏中排泄。

(5)多饮水。每日饮水 2 000～3 000 毫升,可选择普通饮用水、淡茶水、菜汁、果汁和碱性饮料(如可乐、汽水等)。碱性饮料可碱化尿液,有助于尿酸的排泄,但含糖量高的饮料不适合肥胖者、糖尿病患者。饮水要养成常饮习惯,不要口渴时暴饮,一般可在用餐前后 0.5～1 小时饮水。心肾功能严重不全患者饮水应遵医嘱。

(6)平衡膳食。注意预防肥胖、高血压、糖尿病、心脑血管病变、痛风性肾病、尿酸性肾结石等相关疾病。热量摄入以维持理想体重为宜,肥胖或超重者应减少热量摄入,尽快降低体重。体重指数(体重/身高^2)应小于 25。奶类、蛋及其制品可作为蛋白质的主要来源,具体摄入量应根据病情而定。每天脂肪摄入量应低于 50 克,以植物性油脂为主,不食或少食油炸、油煎食品,因脂肪会影响尿酸的排泄。多食碱性食品,如油菜、白菜、胡萝卜、瓜类、海藻、马铃薯、甘薯、柑橘等,这些食物可降低血清尿酸浓度,使尿呈碱性。主食以精加工米面及其制品为主。除香菇、黄豆、扁豆、紫菜等嘌呤含量较高的蔬菜外,一般蔬菜和水果都可食用。盐的用量每天最好控制在 6 克以内,合并高血压、心脏病、肾功不全的患者更应严格限制在 3 克以内。

四、痛风的治疗

1. 治疗目的

(1)及时控制痛风性关节炎的急性发作;(2)防止关节炎复发;(3)纠正高尿酸血症,以预防尿酸盐沉积造成的关节破坏及肾脏损害;(4)防治并发疾病。

2. 防治诱发痛风发作的因素

包括受寒、饮酒、创伤、劳累、感染或进嘌呤含量高的食物等。

3. 防治并发症及伴发疾病

对伴有高血压病、高血脂症、糖尿病、冠心病、脑血管病的痛风患者,要同时针对这些疾病进行治疗。

4. 急性痛风性关节炎的治疗

(1)秋水仙碱:每次 1 片(含量 0.5 mg),每小时口服 1 次,或每次 2 片,每 2 小时口服 1 次,直至疼痛缓解或出现腹泻等副作用则停用,24 小时总量不超过 12 片。

治疗作用:①急性期治疗,24～48 小时缓解症状;②预防发作,每次 1 片,每天 1～3 次;③作为辅助诊断,与其他疾病鉴别困难时,如口服秋水仙碱后关节疼痛缓解,则考虑为痛风。

(2)非甾体抗炎药:如美洛昔康、扶他林、芬必得、消炎痛等。

(3)强的松等皮质激素,仅以上治疗无效时可考虑选用。

注意事项:①上述药物均对胃粘膜有损害,应用中需注意胃部不适表现,防止上消化道出血或溃疡病加重,老年人尤应警惕;②在急性期不宜使用促尿酸排泄及抑制尿酸生成的药物,因这二类药物可延长发作或引起转移性痛风发作;③影响尿酸排泄、分泌和增加生成的药物应停用或慎用,如双氢克脲噻、氨苯喋啶、青霉素、维生素 B_1、B_2、胰岛素、乙胺丁醇、吡嗪酰胺、左旋多巴及小剂量阿司匹林。

5. 痛风间歇期的治疗

(1)促进尿酸排泄的药物:阻滞肾小管重吸收,用于肾功能尚好者。

常用药物:①丙磺舒:250 mg,一日 2 次,两周内渐增至 500 mg,一日 3 次;②苯丙唑酮:50 mg,一日 2 次,两周内渐增至 100 mg,一日 3 次;③苯溴马龙(痛风利仙):毒性低,降低血尿酸较快。有效剂量为 25～50 mg,一日 1 次,渐增至 100 mg,一日 1 次。维持量为 50 mg,一日 1 次。

注意事项:应用排尿酸药物时宜大量饮水,每日尿量 2 500 毫升以上;必要时口服碳酸氢钠 2.0 g,每日 3 次,使尿 pH 在 6.0～6.8 时效果较佳。

(2)抑制尿酸生成的药物:黄嘌呤氧化酶抑制剂,用于尿酸生成过多、肾功能降低,及其他不适合使用排尿酸药者。

常用药物:别嘌呤醇 0.1 g,一日 2～4 次,以后用维持量,0.1 g,

一日1次。

注意事项:肝功能异常、胃炎和溃疡者应慎用,并注意药物疹和白细胞减少。

(3)用药原则:①24小时尿尿酸<600 mg,肾功能正常者,首选促尿酸排泄药;24小时尿尿酸>600 mg,肾功能障碍者,首选抑制尿酸生成药;血尿酸明显升高及痛风石大量沉积者,二者合用。②小剂量开始:防治尿尿酸浓度过大,造成肾损害;防止转移性痛风及延缓缓解。③血尿酸<5～5.5 mg/dL后,改用维持剂量。

附录 食物嘌呤含量表

分类	食物类别	食物举例
高嘌呤食物[150～1 000毫克/(100克)]	畜肉类	肝、肠、胰、心、肚、胃、肾等动物内脏,浓汤汁
	水产类	鱼类(沙丁鱼、凤尾鱼、鲭鱼、鲨鱼、海鳗、带鱼、鲳鱼等海鱼,鱼皮、鱼卵、鱼干等)、贝壳类(蛤蜊、淡菜、干贝等)、虾类[海虾、虾米、海参等]
	豆类和菌藻类	黄豆、扁豆、紫菜、香菇等
	其他	酵母粉等
中嘌呤食物[25～150毫克/(100克)]	畜禽肉类	猪、牛、羊、狗等畜肉,鸡、鸭、鹅、鸽、鹌鹑等禽肉
	水产类	鱼类(草鱼、鲤鱼、鳕鱼、比目鱼、鲈鱼、刀鱼、鳝鱼、河鳗等)及其制品(鱼丸、鱼翅等),螃蟹、香螺
	豆类及其制品	干豆类(绿豆、赤豆、黑豆、蚕豆等)、豆制品(豆腐、豆腐干、腐乳、豆奶、豆浆、豆苗、豆芽等)
	蔬菜类	菠菜、笋(冬笋、笋干等)、芦笋、鲜豆类(四季豆、毛豆、蚕豆、虹豆、豌豆)、海带、金针、银耳、花菜、龙须菜、蘑菇等
	其他	花生、腰果、杏仁、芝麻、栗子、莲子等

续表

分类	食物类别	食物举例
低嘌呤食物[<25 毫克/(100 克)]	主食类	精细米面及其制品(面包、糕点、饼干等)、各种淀粉
	奶蛋类	奶类及其制品(鲜奶、奶酪、酸奶、奶粉等)、蛋类及其制品(鸡蛋、鸭蛋、鹌鹑蛋等)
	蔬菜类	青菜、鸡毛菜、白菜、卷心菜、莴笋、苋菜、茼蒿菜、芹菜、芥菜、韭菜、韭黄、番茄、茄子、瓜类(黄瓜、冬瓜、丝瓜、南瓜、倭瓜、西葫芦、苦瓜等)、萝卜(白萝卜、胡萝卜等)、土豆、芋艿、甘薯、荸荠、甘蓝、橄榄菜、柿子椒、辣椒、洋葱、大蒜、葱、姜、木耳等
	水果类	各种鲜果及干果、果酱、果汁
	饮料	淡茶、碳酸饮料(苏打水、汽水、可乐等)、矿泉水等
	其他	各种油脂和糖类(本身不含嘌呤,但应适量选用)

(许树根　梁　萌)

血脂异常的生活指导

随着生活水平逐渐提高，我国生活方式疾病日益增多，如血脂异常、高血压、高血糖、高尿酸血症等。血脂异常是心脑血管疾病最主要的危险因素之一，它参与心脑血管动脉粥样硬化的发生、发展及病变恶化的全过程。

血脂异常患病率极高，分布广泛，在美国有约半数成年人的血脂水平不理想，国内最近调查显示 35 岁以上的成年人中，约有 23.5％血胆固醇超出理想水平，不亚于高血压的普遍性。那么，哪一些人需要测定血脂呢？一般来说，20 岁以上的成年人都应进行血脂测定，其中重点对象为：(1)有冠心病或已有脑或周围动脉粥样硬化的患者；(2)高血压、糖尿病、肥胖或吸烟者；(3)有冠心病、脑及周围动脉粥样硬化家族史者，尤其是直系亲属中有早发病或早病死者；(4)有任何种类的黄色瘤者；(5)家族性血脂异常家系的成员；(6)40 岁以上的男性；(7)绝经后妇女。

血液脂质代谢异常简称血脂异常，主要是指：(1)血清胆固醇(TC)水平升高(大于 5.72 mmol/L)；(2)血清甘油三酯(TG)水平升高(大于 1.64 mmol/L)；(3)血清高密度脂蛋白胆固醇(HDL-C)水平过低(小于 1.04 mmol/L)，血清低密度脂蛋白胆固醇水平过高(大于 3.64 mmol/L)。受检者在取血化验前的最后一餐必须忌用高脂食物、忌酒，空腹 12 小时以上取静脉血送检。取血前避免剧烈运动，应静坐 5 分钟。

调节饮食及改善生活方式是处理各种血脂异常的基础。

(1)血脂异常患者应坚持低脂低胆固醇的营养平衡膳食,应多吃含蛋白质及不饱和脂肪酸多、含胆固醇及饱和脂肪酸少的食物,如瘦肉、禽肉、鱼(带鱼、鱿鱼与墨斗鱼除外)、虾、豆类、豆制品、谷类、坚果、水果及蔬菜等,少吃富含饱和脂肪酸及胆固醇的食物,如肥肉、奶制品、蛋黄、带鱼、墨斗鱼、脑、肝、肾及肠等动物内脏;少吃动物油及油煎炸食物,多吃海鱼油或海鱼肉及植物油(椰子油除外)。另外,应防止进食过多的碳水化合物,尤其应少吃糖果和甜食。

(2)血脂异常患者应戒烟,避免过度饮酒,停用女性激素及口服避孕药等不利于改善血脂异常的药物。体重超重患者[体重指数=体重(kg)/身高^2(m^2)>27 即为超重],适当限制摄入总热量,同时增加体育运动及体力劳动。应适当参加文体活动,消除过度的精神紧张,尤其“A”型性格的患者更应注意自己的行为矫正,逐步改造个性。

若经调节饮食及改善生活方式 3～6 个月后,血清胆固醇(TC)、血清甘油三酯(TG)高于正常水平,血清高密度脂蛋白胆固醇(HDL-c)仍低于正常水平,则应遵医嘱口服调脂药物进行治疗。

(蔡　辉　许树根)

输血前为什么要签名

人们都知道病人手术前家属必须在手术意见书上签名，那是因为每次手术都有一定的风险，可能发生难以避免的意外及并发症，医生只有征得病人家属的同意和理解后才可以做手术。而目前医院在给病人输血前也要求家属在知情同意书上签名，很多病人家属表示不理解，认为医院多此一举。究其原因，与病人家属对输血风险不够了解，临床医生解释不够清楚有关。

病人在医院接受诊治，拥有知情权，临床医生在输血前有责任向病人或家属说明输血可能发生的风险，主要是输血不良反应和感染经血液传播的疾病。输注别人的血液对病人来说是异体物质，有可能发生输血不良反应，家属比较容易理解。而血液和血液制品在输注前已经过血站和医院按有关规定进行检测，为什么输血后还会感染疾病呢？这是因为有一个“窗口期”感染问题。

什么是窗口期？通俗的解释是：当人体感染了某种病毒如丙型肝炎或艾滋病后，并不是马上就能从血清中检测出这些病毒的抗体，如果被感染者此时献血，血液中已处于病毒血症但检查不出来，这时接受输血的病人就不可能完全避免感染这些病毒。正常人体感染病毒，在血清中还查不出该病毒抗体的这段时间，就是所谓的“窗口期”。到目前为止，医学上采用更加先进的检测手段，提高试剂的敏感性和特异性，也只能缩短窗口期，不能消除窗口期。

世界卫生组织最近公布的资料显示，全世界5％～10％的艾滋病感染是因为输注含有艾滋病病毒的血液或血液制品引起的。上海一项调查研究表明,500 例输血后病人中平均有两例因为输注丙肝病毒“窗口期”的血液而感染丙肝。另外,由于经济技术条件的限制,我国还有一些经血液传播的病原体未被列为输血常规检测项目,如巨细胞病毒、人类淋巴细胞病毒等。而且应该承认,目前我国血液检测试剂的灵敏度与特异性,与一些发达国家相比还有相当一段距离。这样,便会造成漏检和假阴性的结果,威胁病人的输血安全性。

因此,当患者把血液当成营养品要求输入时,会得到医生的耐心劝阻,发出输血风险的警示。如果确因病情需要非输血不可,医生会要求患者家属签名,说明由于“窗口期”存在感染不可能完全避免,即使经过严格检测,仍有极少数病人输血后会感染疾病,并且告知根据《中华人民共和国献血法释义》规定,“窗口期”发生的因输血引发的疾病,血站和医疗单位不应承担责任。

(许树根　王厚照)

系统性红斑狼疮患者生活指导

(1)树立乐观的人生观,正确对待疾病,避免精神刺激。

(2)注意休息。尤其是活动期患者,应避免过度劳累,每天睡8～10 h,发病头几周或头几个月每日早休和午休。一次严重发作要经数月之久才能缓慢恢复正常活动。

(3)避免长期居住潮湿或易过敏的环境,避免寒冷刺激、感冒和感染等,避免使用染发剂等化学物品。

(4)注意选择合适的避孕措施,不宜口服避孕药和节育环避孕,最好选择阴道隔膜或避孕套避孕。

(5)避免突然停药,尤其是糖皮质激素,糖皮质激素对狼疮患者如同胰岛素对糖尿病一样重要。

(6)对于身体或精神上的应激及手术、拔牙或重症患者,需临时增加糖皮质激素用量。

(7)避免过度日晒或紫外线照射。特别是有暴露部位的皮疹及光过敏者要防止过度暴晒。治疗中的患者也应避免暴晒。对水面、沙滩或雪地反射的太阳光也应加以防护,它们对患者带来的损害不易被察觉。可使用可能同时阻挡紫外线 A 和 B 的防晒霜[其保护强度应高于 15SPF(太阳保护因子)]。

(8)定期到医院复查。最初 3 个月,每月复查 1 次;第 4 个月至 1 年,每季度复查 1 次;1 年后每年春季和秋季复查 1 次。

(蔡　辉　许树根)

系统性红斑狼疮患者怀孕注意事项

系统性红斑狼疮(SLE)是一种自身免疫性结缔组织病,由于体内有大量致病性自身抗体和免疫复合物,造成组织损伤,临床可以出现各个系统和脏器损害症状。本病女性约占90%,常为育龄妇女。妊娠、生育曾经被列为SLE患者的禁忌,因为妊娠、生育常常导致SLE的复发或病情加重,甚至危及生命。随着SLE疗效的改善,多数SLE患者病情缓解后可以安全地妊娠、生育,但需要在医生指导下,掌握好妊娠生育的时机。SLE患者妊娠的时机主要取决于SLE病情活动情况,在疾病控制后可按计划怀孕,绝大多数能安全地度过妊娠生育期。但病情活动伴有心、肺、肾及中枢神经系统病变者均属妊娠禁忌。

(1)发病头两年不能怀孕和服用避孕药,非稳定期或未能获长期稳定者不能怀孕,尤其狼疮肾炎活动期患者最好避免怀孕。

(2)计划怀孕的SLE妇女,最好不用免疫抑制剂,非用不可时可选择硫唑嘌呤1～3 mg/(kg·d)。

(3)怀孕时机:无重要脏器受累,已控制1～3年以上,糖皮质激素较小(如泼尼松<15 mg/d),未用免疫抑制。

(4)怀孕前检测:ANA,抗ds-DNA,抗SSA和SSB抗体,C3,C4;血、尿常规,血电解质,血浆蛋白,肝功能,肾功能,血脂等。

(5)狼疮患者怀孕头3个月易流产,其主要原因包括:①存在抗磷脂抗体,血液处于高凝状态,易使胎盘血栓形成,引起流产;②有狼疮肾炎和高血压者，胎盘血管易发生痉挛；③胎盘滋养层基底膜免疫复合物、C3 和纤维蛋白沉淀，可引起胎盘血管坏死炎症；④存在抗淋巴细胞抗体。

(6)妊娠的后 3 个月和分娩后易使病情加重(约占 50%)，应密切监测病情，原因包括：①性激素(如雌激素)可诱发狼疮活动；②妊娠可加重肾脏和心脏的负担。

(7)对胎儿的监测：①孕早期：从第 10 周开始，每次就诊时监测胎心音。②孕中期：每 2 周就诊时，检测胎心音；第 18～20 周应用 B 超检查有无先天性缺陷；通过测定子宫底高度评估胎儿的发育状态，必要时应用超声检查。③孕晚期：每 3～4 周进行超声检查；每周行子宫底高度测定评估胎儿的发育状态；第 28～30 周应用多普勒进行生物物理血检测(如羊水量、胎动、呼吸及胎心音等)。如仍不放心，应该行更密切的随诊，必要时进行催产素收缩实验或引产。

(8)终止的指征：①心脏损害，如心内膜炎、心肌炎、心功能不全；②进展性肾小球肾炎或肾功能衰竭；③肾病综合征；④虽然无明显的症状，但免疫监测指标明显升高。

(9)预防：SLE 患者常在产后出现病情加剧，流产、死产等均使病情恶化。许多学者认为，SLE 病人妊娠后期和产后病情加重与这个时期体内的泌乳素和雌激素水平较高有关。我们的经验是，产后 12 小时内开始口服溴隐亭 25 mg，每日 2 次，连续 14 日，新生儿予人工喂养，可以迅速降低产妇体内的泌乳素水平，雌激素水平也迅速恢复到非孕产期的水平，从而迅速有效地消除了泌乳素和雌激素对 SLE 的负面影响，有效地预防 SLE 患者产后疾病的复发和恶化，减少激素和免疫抑制药的用量。同时，产后应注意休息，过度的劳累也会导致疾病的复发。

(蔡　辉　许树根)

糖尿病篇

何谓食物的“血糖指数”

每当糖尿病专科医生告诉病友尽量少吃稀饭时，病友们总会问：为什么用同样的米煮出来的稀饭和干饭对血糖的影响不一样？要想明白其中的奥秘，就必须要搞清楚什么叫“血糖指数”。

血糖指数是衡量各种食物对血糖可能产生多大影响的指标。它是指进食某种食物 2 小时内，血糖曲线下面积与进食相当量的葡萄糖 2 小时内血糖曲线下面积之比。血糖指数的高低取决于食物中可利用碳水化合物的含量及其结构以及其他营养成分的组成。食物中的纤维素越多，血糖指数越低；淀粉颗粒越大，血糖指数越低。

血糖指数还受加工、烹调方法的影响，食物加工时间越长、温度越高，则血糖指数越高。如新鲜土豆的血糖指数为 70 左右，而炸土豆片的血糖指数则为 50 左右。用同样的米做成干饭和稀饭，然后观察其对病人血糖的影响，结果发现吃干饭的病人血糖曲线下面积显著低于吃稀饭的病人，这充分说明稀饭的血糖指数高于干饭。

由此可见，血糖指数可用来作为指导糖尿病病友选择食物的辅助手段。在糖尿病病友的日常饮食中，应尽量选择血糖指数低的食物，也可将血糖指数高的食物与血糖指数低的食物进行搭配，以减小血糖的波动。

（杨叔禹）

哪些人容易得糖尿病

实际上，每个人都有得糖尿病的倾向。到目前为止，还没有发现哪些人终生不得糖尿病。由于生活方式的改变，糖尿病的发病有了新的变化：如有糖尿病家族史的，一家祖孙三代，爸爸比爷爷得得早，儿子比爸爸得的早；没有糖尿病家族史的，可能就有人成了这个家族中的"先驱者"。没有糖尿病家族史，并不是说这个家族的成员没有得糖尿病的危险，只要他们生活方式不健康，就容易得糖尿病。那么，哪些人容易得糖尿病呢？经过大量的研究发现，以下因素容易致糖尿病：

(1)年龄：一般来说，40 岁以上的人容易得糖尿病。但现在糖尿病的发病年龄越来越低，20 岁以上的人(甚至是儿童)，如果不注意也容易得糖尿病。年龄因素是没有办法控制的。

(2)有糖尿病家族史的人：一般来讲，2 型糖尿病患者的子女更容易得糖尿病，特别是父母都是糖尿病患者的。

(3)肥胖：有 2 型糖尿病家族史的人只要避免肥胖，就可以避免或延缓糖尿病的发生。

(4)曾经有过血糖高，或曾经尿糖呈阳性的人，也是糖尿病的危险人群。有这种情况的人要定期查血糖，发现不正常要及时采取措施。

(5)生过 8 斤以上孩子的妇女。孩子出生后，母亲的血糖可能就正常了，但仍需特别小心。

(6)出生时体重在 5 斤以下的孩子:有研究发现,孩子出生时特别小,说明孩子的胰岛发育有问题,孩子长大以后得糖尿病、冠心病、高血压的几率高。

(7)习惯性体力活动减少及吸烟、酗酒者:这部分人群最终会因为肥胖这个糖尿病的诱发因素,而发生糖尿病。

另外,有高血压、血脂紊乱、高血粘、高尿酸、脂肪肝、高胰岛素血症这些危险因素的人也极易得糖尿病,应该作为预防糖尿病的重点。

(杨叔禹)

糖尿病能否预防及怎么预防

虽然到目前为止,糖尿病发病的确切机制还不甚明了,但也并不是一无所知。现在已经明确了引起糖尿病发生的一些条件和因素。预防糖尿病并不是天方夜谭。糖尿病是可以预防的。

那么,怎样预防呢?

1 型糖尿病是一种自身免疫性疾病。在临床上表现为 1 型糖尿病之前,有一段无症状的潜伏期,该期的特点为外周血中出现一些与糖尿病相关的自身抗体,这些抗体反映了胰岛细胞的损伤。但这种自身免疫攻击是可以改变的。具体的预防措施包括:(1)防止病毒感染;(2)提倡母乳喂养,尽量避免早期添加牛奶;(3)少食或不食亚硝胺食品,如大量的熏制及腌制品;(4)对于一些有糖尿病相关抗体阳性的儿童,可口服胰岛素以诱导免疫耐受,或应用一些免疫抑制剂等;(5)结合使用一些抗胰岛发炎的制剂等。

2 型糖尿病的发生是遗传因素和生活方式因素相互作用的结果。其中遗传因素是短期内无法"改良"和干预的,所以预防糖尿病只能从生活方式入手。具体的措施包括:(1)避免高脂肪饮食,增加体力活动或体育锻炼,防止和纠正肥胖或超重;(2)饮食热量充分,成分合理,营养均衡;(3)避免或减少使用对糖代谢不利的药物如激素、利尿药及某些避孕药等;(4)妇女在妊娠期间得了糖尿病,母亲以后易患糖尿病,因此适当控制孕妇的饮食非常必要;(5)在专科医生的指导下,进行适当的药物治疗;(6)不吸烟,少吃盐等。

随着人类对糖尿病研究的深入，预防糖尿病的手段会越来越多，相信人类终有一天会战胜糖尿病。

（杨叔禹）

为什么糖尿病病人这么多

1995—1997 年，卫生部重点课题“中国糖尿病流行特点的研究”共调查了 11 个省的 20～74 岁人群 4 万余人，糖尿病患病率3.21%，糖尿病前期患病率 4.72%，比 1980 年的 0.67%上升 15 倍。城市的中老年人口中糖尿病的患病率更高，1991 年北京调查了 60～69 岁人群 637 人，糖尿病患病率 12.56%。糖尿病已成为一种严重危害人们健康的慢性非传染性疾病。

那么，为什么现在患糖尿病的人越来越多呢?

虽然糖尿病的病因还不清楚，但目前认为，糖尿病是一种多基因多环境因素参与的复杂病，而且认为主要有两个原因导致我国糖尿病患病率急剧增加：

第一，糖尿病的患病率有明显种族差异。巴布亚新几内亚的患病率近乎为零，而美国印第安人的患病率高达 50%。中华民族也是一个容易得糖尿病的民族。在中华民族的繁衍过程中，经常受到食物短缺或饥荒的威胁，在人的体内逐渐产生了一种“节约基因”，使人在能得到食品的时候，善于把热量集攒起来，以备荒年，在发生饥荒之时，有这种基因的人就容易得以存活。由于自然选择的结果，中华儿女都具备这种基因。但是在食品供应丰富的现代社会，“节约基因”便成了坏事，它使人体容易发胖，产生高血压和血脂异常，也容易得糖尿病。另外有研究显示，中国人的脂肪更容易在内脏周围存积，而内脏型肥胖是导致糖尿病的最主要原因之一。

第二,生活方式的改变。生活方式的改变是导致糖尿病患病率剧增的另一重要原因。现代人饮食结构不合理,摄取热量较多,运动量减少,热量消耗降低。其实,只要把我们现在的生活与过去比较一下,便不难得出结论。过去粮食不够吃,现在是大部分人不爱吃,所以现在人口比过去多,粮食的消耗量反而比过去少,而油和肉的消耗量是过去的几十倍。大多数居民的体力活动比过去也大大减少了。有人曾研究过人均汽车占有量与糖尿病患病率之间的关系,发现汽车数量越多,得糖尿病的人越多。

要大力提倡健康的生活方式,因为基因的改良不是短时期内能够完成的,而健康的生活方式只要选择并坚持了,就会获益匪浅。

如果每个人,尤其是糖尿病的高危人群都能遵行健康的生活方式,那么,糖尿病的患病率将会大大降低。

(杨叔禹)

主副食搭配合理有利于血糖控制

许多糖尿病患者总是担心“营养”不足。事实上多余的营养对人体非常有害，摄入多少营养素应以人体的实际需要为标准。就糖尿病患者来说，实际的营养需要不仅要保证人体日常代谢，更重要的是要保证血糖得到明显改善并能长期维持在正常水平。究竟怎样符合糖尿病的营养需要呢？在主食按标准严格把握的前提下，应注意副食类对营养素的影响：

其一，以肉类作为优质蛋白质的重要来源。糖尿病患者体内蛋白质的合成减弱，消耗增加，如果蛋白质摄入不足，易引起消瘦。一般情况下，蛋白质的摄入应与正常人相同，即每天每公斤体重 1 克，消瘦者或体力活动强度大者可适当增加到每天每公斤体重 1.2～1.5克。肉类是优质蛋白质的主要来源，每天肉类的摄入应在 3 两左右(每两肉约含蛋白质 10 克左右)，可选择瘦牛肉、瘦羊肉、瘦猪肉及鱼虾等海产品。

其二，多摄入含糖量低的蔬菜，含糖量高的蔬菜对血糖的影响很大。生菜、芥蓝、小白菜、冬瓜、鲜蘑菇、绿豆芽、莴笋、黄瓜等，含糖量都在 3％以下，每日摄入总量可达 1 斤左右；芸豆、香菜、豆角、茄子、萝卜、蒜苗、洋葱等，含糖量都在 6％左右，每日摄入总量则只能为半斤；红薯、土豆、芋头及干海带等含糖量很高，应与主食互换，即从主食中扣除这部分热量。另外，在挑选蔬菜时，要尽量选择富含纤维素的蔬菜，如芹菜、黑白木耳及香菇等。

最后，就是要合理搭配主副食。在总量的控制下，尽量使品种多样化，如每日蔬菜种类不少于4种，蛋白质中瘦肉、蛋类及奶类也可适当搭配等。这样不仅有利于血糖控制，而且还有积极的保健作用，如蔬菜中所富含的维生素、微量元素、矿物质及膳食纤维等可起到防衰老、防癌症等作用。

（杨叔禹）

经常便秘的糖尿病患者该怎么办

排便是俗话中的“三急”之一。便秘就是指大便干燥，医学上定义为大便间隔 48 小时以上。这种情况虽然不会致命，但非常痛苦。糖尿病患者极容易发生便秘，绝大多数属于无力性便秘，是由于腹壁及肠道肌肉收缩无力而造成的。高血糖引起神经功能紊乱是导致肌肉收缩无力的原因之一。这部分患者除要控制好血糖外，还可以借用以下办法来解决这一令人痛苦的生活难题。

在饮食上增加膳食纤维的摄入，如每日吃一顿粗粮，多吃蔬菜等食品；多饮水，如晨起空腹喝一杯水；适当食用一些莴笋、萝卜、豆类等产气食物，以便能刺激肠道蠕动，利于排便；维生素 B_1 能营养胃肠神经和促进肠蠕动，可多吃些富含维生素 B_1 的食物如麦麸、豆类、瘦肉等。不用或少用刺激性食物或调味品如辣椒、浓茶等。

适量增加运动，尤其要锻炼腹肌力量，也可每日进行提肛运动。

必要时可采用药物治疗，尤其是中医中药治疗。中医认为便秘是由于气阴不足或燥热内结或阳虚寒凝等引起的，通过辨证治疗，完全可以使便秘得到缓解，并能帮助培养定时排便的良好习惯，最终获得治愈。千万要注意不要长期服用泻药，因为这样会使肠道肌肉松弛、变形，反而会加重便秘。

（杨叔禹）

糖尿病患者饮食治疗的两个“八字方针”

如今的糖尿病患者这么多,与饮食有极大的关系。当前我们在饮食方面存在的主要问题是,不能科学合理地把握所吃食物的结构和数量。结构上:畜肉类及油脂吃得过多,而谷类食物吃得过少;钙、铁、维生素等营养元素摄入不足;蔬菜类摄入量明显减少;绝大多数人没有形成经常吃水果的习惯,尤其是糖尿病病友误认为得了糖尿病后不能吃水果等。数量上:存在的主要问题是,摄入的热量大大超过了身体每日所需热量。多余的热量便被身体转化为脂肪储存起来,因而超重和肥胖的人越来越多。

那么,糖尿病人应如何进行饮食治疗呢?我们根据以上存在的主要问题,提出两个“八字方针”:一是“调整、控制、维持、增加”,二是“总量控制、结构合理”。

所谓“调整”,就是调整进食秩序。中国人无论在宴会上还是在家里,习惯于饭后上“果盘”,这是不正确的。因为吃饱后再吃水果,这部分能量几乎全部被储存起来,所以应在两餐之间或饭前吃水果。“控制”则是指控制油脂、肉类和盐的摄入量。因为油脂和肉类是高热量食物,与肥胖和动脉硬化关系密切;盐是引起高血压最主要的危险因素之一。“维持”则是指维持高纤维素的摄入和食物多样化。糖尿病病友总是爱问医生什么东西能不能吃,还有些病友爱吃一些增补剂或保健品等,其实原则上讲,糖尿病患者什么都能吃,而且只要做到食物多样化,根本没有必要吃一些保健品之类的东西。“增加”

则是指增加水果、奶、谷物及薯类的成分。一些人尤其是男性视水果为零食而很少吃，其实水果含有大量的维生素及抗氧化成分，对身体极为有益；牛奶中含有优质蛋白质及一些身体必需的微量元素；谷物及薯类中纤维素及不饱和脂肪酸等含量较高。

至于"总量控制、结构合理"应该很好理解，就是在控制每天摄入总热量的前提下，尽量做到饮食结构的科学合理，而不要总是在乎什么东西能吃什么东西不能吃。

（杨叔禹）

糖尿病如不治疗会怎么样

就目前的医疗水平而言，糖尿病尚不能完全根治，是一种终身性疾病。目前的治疗的目的是在保证人体正常生理需要的基础上，尽可能地将患者的血糖、血压、血脂及血粘等控制在接近正常人的水平。近期可以消除临床上的一些不适，如疲乏无力、多饮多尿、体重下降，不发生酮症酸中毒等急性并发症，维持正常的生长发育；远期意义是预防或延缓糖尿病慢性并发症的发生，维持较好的健康状况。也就是说，只要积极治疗，各项指标尽量达标，是可以预防或延缓并发症的发生的。其实，糖尿病并不可怕，可怕的是它的并发症，一般将糖尿病的并发症分为急性并发症和慢性并发症两大类。

急性并发症一般在感染、药物治疗突然中断或减量、手术、妊娠及分娩等诱发因素的作用下，血糖急剧升高，发生糖尿病酮症酸中毒及高渗性昏迷等危急重症，此时如不及时抢救，患者会有生命危险。有的病友可在没有明显诱因的情况下发生急性并发症，也有的病友以糖尿病酸中毒或高渗性昏迷等为首发表现，这种情况在临床上极易导致误诊。

另一常见的急性并发症为感染。糖尿病病友常反复发生化脓性感染，可引起败血症或脓毒血症；女性患者还常并发阴道炎及尿路感染等；糖尿病病友，尤其是消瘦的糖尿病病友合并肺结核的发生率显著高于非糖尿病者，且病灶极易扩散和形成空洞。

慢性并发症则可遍及全身各重要脏器，可简单地分为大血管病变和微血管病变。大血管病变主要侵犯主动脉、冠状动脉、肾动脉及肢体外周动脉，可引起冠心病、中风及肾动脉硬化等。大血管病变的危害极大，大多数糖尿病患者死于心梗及中风等心脑血管疾病，还有一部分患者因下肢动脉病变导致坏疽而截肢；微血管病变主要表现在视网膜、肾脏、神经及心肌等，尤以糖尿病肾病和视网膜病变最为重要，危害也最大，大部分患者最终导致尿毒症和失明等。

如果得了糖尿病不治疗，可想而知，各种急慢性并发症发生就早、程度重、危害大。如果已经得了并发症后再治疗，不仅效果差，而且花费高。所以，提前预防、早期发现、积极治疗是糖尿病高危人群及糖尿病患者的最明智的选择。

（杨叔禹）

酒与糖尿病

每逢节假日或朋友聚会时，总不免要喝点酒助兴。那么，酒对人体是有益还是有害？糖尿病患者能不能饮酒？

中医学认为酒为水谷之精华，其性剽悍而有毒。少饮可宣通血脉，舒筋活络，但过度则又可使人致病。有研究表明，在非糖尿病人群中，成人轻度饮酒与胰岛素的敏感性增加以及2型糖尿病、冠心病和中风的危险性下降相关。如果1型糖尿病或2型糖尿病患者进食时少量饮酒，酒对血糖或胰岛素水平并无急性影响。在成人糖尿病患者中，长期少量的饮酒(5～15克/天)与冠心病的危险性下降相关。酒与血压之间也有一定的关系：少量酒的摄入并不升高血压。可见，少量饮酒对人体是有益的。但是，无论男女，长期饮酒过量(大于30～60克/天)与血压升高显著相关，而且还会加重心脏负担。同时，酒还会对某些降糖、降压、降脂药物有干扰作用，使药物作用减弱。

酒对糖尿病患者的血糖来说，同样具有双重作用。首先，酒精可以产生热量而升高血糖，酒精的产热量为每克31.4千焦，明显高于碳水化合物(每克产生16.7千焦)的产热量。酒不含其他营养素，长期大量饮酒会导致营养不良或造成脂肪肝及肝功能异常等。另外，酒精不能代谢为葡萄糖，并且能阻断肝脏产生新的葡萄糖及阻断激素刺激肝脏以维持正常的血糖水平，从而发生低血糖。同时低血糖症状常被掩盖，不易与醉酒相区别，以致导致严重而持久的低血糖，影响及时救治。也就是说，酒既有升高血糖又有促发低血糖的作用。究竟发生哪种作用，取决于短时间内酒的摄入量。

故而，如果糖尿病患者要饮酒，只有在糖尿病控制满意、医务人员允许下，推荐成年患者每日饮用含酒精饮料（如啤酒、葡萄酒及烈性酒等）中的含酒精量不宜超过 15 克。但建议妊娠妇女、胰腺炎、进展性肾病、严重的高甘油三酯血症和酗酒者不能饮酒。另外，为减少低血糖的危险性，饮酒时应同时进食。

（杨叔禹）

糖尿病患者如何运动

糖尿病除了饮食治疗、药物治疗、自我监测及糖尿病教育外，运动也是治疗中“五驾马车”很重要的一部分，运动可促进血液循环，减轻体重，提高胰岛素的敏感性，缓解轻中度高血压，改善血脂，改善心肺功能，促进全身代谢，降低血糖，并能提高机体的耐力和免疫功能。

但是一定要注意控制好运动量和运动强度，否则过犹不及，反而会给身体带来危害。

首先，制定运动方案前最好能做个全面体检，了解一下身体的情况，详细咨询医生，以确定运动的方式和时间。

运动前最好能进行热身活动，如进行 5～10 分钟的步行、太极拳、保健操等以逐步增加运动强度，以便心血管慢慢适应，并提高关节、肌肉的活动效应，减少运动损伤。

运动强度宜适宜，以低中等强度的有氧运动（规律而有节奏性的运动）为主，如步行、慢跑、打太极拳、游泳、跳绳、骑自行车等，不推荐举重及短跑。活动较弱的老年人患者建议从慢速步行开始，逐渐增加步行速度，中间可穿插爬坡或登台阶等，以身体微微出汗为度。

运动要持之以恒才能达到运动的目的，因运动需要消耗能量，既可减轻体重，又可降低血糖，运动还可舒畅心情，加速病情的恢复。每日坚持适量的运动，一般以达到 60%～70%最大心跳速度的运动强度，运动每周不要少于一次。每周 3～5 次的运动频率及每次运动持续 15 分钟，最多 45 分钟的运动时间是最理想有效的运动，造成运动伤害也较少。当然运动的形式和时间可根据患者的年龄和具体情况而定。

运动宜在餐后(早餐或晚餐后半小时或 1 小时)进行,因为餐前锻炼身体有可能引起血糖波动,既可因延迟进餐造成血糖过低,又可因没有服药而使血糖过高。餐后测血糖相对较平稳,适合运动健身。运动时亦须预防低血糖,应随身携带糖类食物,如果汁、糖果、饼干等,在低血糖时能及时补充。若运动前血糖<5.6 mmol/L,则先吃 1~2 份主食(1 份主食相等于半两米)。

哪些病人不宜运动呢?

(1)当患者合并有各种并发症,如有明显的酮症或酮症酸中毒,及血糖控制很差时(如血糖>14 mmol/L 时),运动可能引起血糖进一步升高,也易出现酮症甚至酮症酸中毒。

(2)合并各种感染等应激情况时,此时血糖不稳定,运动不当易使病情恶化,因此应当尽量避免不必要的运动。

(3)有较重的糖尿病大血管并发症时忌运动,如伴有心功能不全、心律失常,并且活动后加剧,血压控制不佳,要严格选择适宜的运动方式,以免不当的运动造成的脑血管意外、心肌梗死及下肢坏死等严重后果。

(4)严重的糖尿病者不宜运动,以免增加蛋白尿,加重肾病。严重的糖尿病眼底病变时也不宜运动,以免运动不当加重眼底病变,甚至引起眼底较大血管的破裂出血,影响患者的视力。视网膜病变者亦要注意,运动前要补充水分,不要做屏气的运动及避免做与人撞击的运动以免加重病情。

(5)有足部病变者不宜长时间走、跑,更不要赤脚运动。运动时要穿适合的鞋,如后跟坚固、鞋头宽圆、内有软垫、材质柔软及防滑的鞋子。对足部已变形者,需穿着特制鞋或使用特制鞋垫。

总之,不管是 1 型或 2 型的糖尿病病人,运动对糖尿病的控制的好处是毋庸置疑的,但不管计划做什么运动,安全是最重要的,所以在运动中如有心跳不正常、胸口不适、脸色苍白、发绀、昏眩或急性感染的情形发生时，应立刻停止运动；运动之后，发现脉搏仍无法恢复正常，就应该减少运动量，这样才能达到运动促进身心健康的目的。

（杨叔禹）

糖尿病肾病患者的一日三餐

糖尿病肾病是糖尿病患者的主要死亡原因之一。据统计,1 型和 2 型糖尿病中分别有约 35%和 25%发生糖尿病肾病,而糖尿病近年来已逐渐成为导致尿毒症的首位病因。一旦发展为尿毒症,只能采用“透析”或“肾脏移植”的办法治疗,这势必给患者和家庭造成巨大的精神压力与经济负担。所以,尽早采纳合理有效的综合治疗方案来延缓糖尿病肾病的进展就显得尤为重要。其中,饮食的控制是最重要也是与日常生活最息息相关的一个环节。

一般来说,糖尿病肾病的饮食安排很复杂,既要保证热量和营养充足,又要适当限制碳水化合物、饱和脂肪和蛋白质。但如果什么都不吃,长期摄入不足导致的营养不良会使身体更加虚弱,无法对抗疾病,预后更差。这就决定了从被诊断为糖尿病肾病的那一天起,饮食方式就与普通的糖尿病患者的饮食有很大差别,主要表现在以下几个方面:

一要限制蛋白质摄入。长期高蛋白膳食摄入会加重肾脏的高滤过状态,同时增加体内有毒物质的产生和潴留,从而导致肾功能的进一步损害。一般主张每日膳食中的蛋白质按照 0.6 克/公斤标准体重给予,还要在限量范围内提高优质蛋白的比例。当发展到尿毒症时,蛋白质限制应更加严格。可以采用部分小麦淀粉作为主要热能来源,代替大米和面粉。由于小麦淀粉制作不易,目前也可用市场销售的玉米淀粉、红薯淀粉等来代替。长期的低蛋白饮食可能导致的营养不良可以用口服一些药物(如开同)来治疗,这些药物可以在不增加肾脏负荷的前提下使体内的必需和非必需氨基酸都得到补充,从而为机体蛋白质的合成提供充足的原料。

二是在低蛋白膳食时热量供给必须足够维持正常的生理生活。可以选择一些含热量高而蛋白质含量低的主食类食物,像土豆、藕粉、粉丝、芋头、白薯、山药、南瓜、菱角粉、荸荠粉等,使膳食总热量达到标准范围。

三要减少脂肪和食盐的摄入。糖尿病肾病常合并脂肪代谢障碍,所以仍要坚持低脂肪的摄入,橄榄油、花生油中含有较丰富的单不饱和脂肪酸,可以作为能量的来源。糖尿病肾病发展到一定阶段常可出现高血压,表现为浮肿或尿量减少,限制食盐可以有效防止并发症的进展。

另外,特别要提醒的是,糖尿病肾病的饮食安排要随着病情的变化不断调整。建议患者掌握饮食原则,在医生的帮助下正确安排一日三餐。

(杨叔禹)

怎样才能尽早发现得了糖尿病

糖尿病又称“悄无声息的杀手”，有资料显示有70%以上的病人不知道自己得了糖尿病。怎样才能尽早发现糖尿病呢？以下一些情况可以帮助我们尽早发现糖尿病：

(1)口干舌燥，或感冒后经常长疖疮，或尿液呈白色，有甜酸气味，或尿液极容易起泡沫等，此时就该及早去医院检查。

(2)口渴和多尿，是发现糖尿病最便捷的途径。尤其是睡梦中因极度口渴而醒来喝水的症状，可能说明病情已经恶化。

(3)饥饿或不能耐受饥饿，往往是糖尿病的先兆。

(4)眼睛容易疲劳，视力急剧下降，可能就是糖尿病引起的视力障碍、视网膜出血、白内障、视力调节障碍等疾病的明显表现。

(5)肢体感觉障碍：如顽固性手脚麻痹，手脚发抖，手指活动不灵，神经炎性脚痛，下肢麻痹、腰痛，不想走路以及夜间小腿抽筋等。

(6)全身倦怠无力，双腿乏力，膝盖酸软，尤其是上下楼梯的时候；较从前明显不能耐受疲劳等，也要高度怀疑有无患糖尿病。

(7)体重下降：如果不是因为有目的的减肥而体重快速下降，就应考虑是否得了糖尿病。

(8)口腔疾病。糖尿病会引起血液循环障碍，会使牙齿松动脱落、牙槽脓肿、牙龈变形等。

(9)皮肤疾病。糖尿病人的皮肤抗感染力差，皮肤发痒挠破就会感染；还有皮肤脓肿、湿疹、斑疹、肛门发痒，女性阴部瘙痒及皮肤伤口久不愈合等。

(10)性欲减退。男性因性功能减退而阳痿、女性性冷淡等,也可能是糖尿病的先兆。

以上是糖尿病的一些主要症状,但2/3以上的早期糖尿病人并没有明显的症状,最好经常进行体检,一旦发现空腹血糖大于或等于5.6 mmol/L,就应立即找专科医生进行系统的检查,尽早发现糖尿病,防治糖尿病。

(杨叔禹)

糖尿病人能多吃脂肪类食物吗

糖尿病患者应该少吃脂肪，因为脂肪过多会导致胰岛素不敏感，使血糖难以控制，而且还会引起心脑血管疾病。但如果摄入的脂肪太少，对身体也是有害的。

脂肪并不是没有任何作用，它是人体生长发育和维持身体功能的重要物质，可以保护人的内脏、维持体温、提供能量和人体必需的脂肪酸等，而且还有组成细胞、保持神经组织正常的功能。如果脂肪摄入太少，就会使这些功能运转失常，身体抵抗力下降，会引起维生素吸收障碍（因为脂溶性维生素的吸收需要脂肪作为载体）等。另外，脂肪有好坏之分，“坏”脂肪是导致肥胖和心脑血管疾病的罪魁祸首，但“好”脂肪不仅可以预防心脑血管疾病，而且还可以提高胰岛素的敏感性以改善血糖。这些“好”脂肪人体内不能合成，必须从食物摄取，如果脂肪吃得太少，当然“好”脂肪也就缺乏了。

在生活中，肥肉（包括烹调用的动物油）应尽量不吃；烹调油要多用植物油，其中橄榄油含“好”脂肪多，但由于能量高，以每日 20～25 克为宜；反复油炸和油煎的食品，由于脂肪含量高且已经变性，营养价值很低，也应避免食用；鸡、鸭、鸽、鹌鹑等禽肉比猪、牛、羊等畜肉的“好”脂肪含量高，而鱼肉中脂肪含量低，但大部分是“好”脂肪，所以鱼类应为首选。

（杨叔禹）

你了解这些糖尿病的问题吗

一、什么是糖尿病

食物进入人体后，经消化分解后形成葡萄糖，血液中的葡萄糖也称血糖（正常人的血糖为空腹 4.4～6.1 mmol/L，非空腹 4.4～8.0 mmol/L）。血糖经过胰岛素 β 细胞分泌的胰岛素作用，才能进入细胞内进行代谢，产生能量。

糖尿病是由于遗传因素和环境因素共同作用，导致体内胰岛素分泌缺乏或胰岛素作用减弱，从而引起以血糖升高为主的各种营养物质（蛋白质、脂肪、矿物质、酸碱平衡）代谢紊乱的一种综合征，最后损害全身许多脏器（心、脑、眼、肾、神经等）。

二、不喜欢吃糖，为什么还得了糖尿病

民间有一种误解：糖尿病是吃糖引起的，不吃糖就不会得糖尿病。其实发生糖尿病的原因不是吃糖引起的。糖尿病病因有二：一是遗传因素，糖尿病病人亲属中的糖尿病患病率显著高于普通人群，2 型糖尿病的遗传因素更明显；二是环境因素，环境因素对 2 型糖尿病也很重要，特别是肥胖及生活方式不良的人易患（如营养过剩、进食高脂饮食和体力活动少等）。

三、尿糖阴性能排除糖尿病吗

引起尿糖阳性的原因主要是糖尿病，且尿糖检查简单方便又无痛苦，但尿糖在很多情况下不能很好地反映血糖水平。两次检查空腹血糖高于7.0 mmol/L就能诊断为糖尿病，但血糖处于此水平时，因未超过肾糖阈（血糖8.9～10.0 mmol/L），尿糖可以是阴性，因此，仅用尿糖来发现糖尿病，就会漏诊。老年病人，特别是有动脉硬化者，肾糖阈可以升高。

四、这么大的年龄，还有必要严格控制血糖吗

年龄因素不能成为放松血糖控制的理由。70岁虽已高寿，但随着平均寿命的延长，活到80岁甚至90岁已不再是奢望。如果不注意控制血糖，糖尿病的各种并发症就会接踵而至，严重影响生活质量和预期寿命。血糖控制得越好，并发症发生的危险就越小。

但如果过度地控制血糖，会导致频繁发生低血糖反应。低血糖反应对老年人来说危险性更大。所以应该在医生的帮助下，制定最适合自己的血糖控制目标。

五、得了糖尿病会传染给周围的人吗

糖尿病不会传染。虽然糖尿病的诱发因素很多，但无论是1型还是2型糖尿病，目前还没有证据证实是可以通过人与人接触传播的。大多数糖尿病患者是有遗传倾向的，如果从父母那里继承了这种患病基因，再加上后天环境一些不良因素的作用，就可能患上糖尿病。除了先天因素之外，体形比较胖，又不经常锻炼身体的人，有可能患上2型糖尿病。另外，其他一些原因也可诱发糖尿病，如长期、过度酗酒者及睡眠过少等。

六、糖尿病能根治吗

目前还没有根治的方法。我们知道，糖尿病的发病原因复杂，相对应的治疗方法也很多。将来根治糖尿病的最终方法很可能是通过基因疗法去除病因，或通过神经干细胞培养出新的胰岛细胞。目前，胰岛移植已经获得了一定的成功。但因为我们的机体对移植物（胰岛）的排斥反应，使移植效果受到很大影响。在未来十到二十年内某种类型的糖尿病可望得到根治。

（黄昭瑄　梁　萌）

血糖监测需要注意什么问题

一、能通过直觉来判断血糖高低吗

直觉是不可靠的。许多糖尿病患者都相信自己直觉能够判断血糖高低。虽然有对的时候，但并不总是值得信赖的。曾有学者在糖尿病患者中间做过一个实验，当他们的实际血糖水平已经升高或降低时，问他们："你知道现在的血糖水平是多少吗?"结果没有一个人能准确地估计出来，也说不清自己的血糖是什么时候开始升高或降低的。

但是，许多人确实能够预感什么时候自己的血糖水平是低的，或者至少在血糖水平下降比较快的时候能够感知。然而，如果血糖水平持续高时，感觉就会出错。当血糖依然很高时，患者却经常误认为它已经降低。由于治疗方案主要是参照血糖水平制定的，所以在注射胰岛素、运动或开车之前，还是要做一下血糖检测，有了客观依据心里才能踏实，而只靠感觉往往是要误事的。

二、自我感觉低血糖，但血糖仪显示正常呢

有几种可能性，首先要看试纸是否过期，采血的量是否太少，排除血糖仪是否出了问题，例如失灵、灰尘或者电池没电了。其次，假如血糖升高很长一段时间，最近刚刚趋于正常，那么机体可能需要几

周的时间去适应,在这之前,身体会发出一些不准确的信号而使人产生错觉。最后,在突然使用大剂量的胰岛素之后,血糖从原本很高的水平一下子降到正常范围,人的感觉就会产生误导,认为血糖偏低。

总之,无论什么原因,当有这种感觉时,不要盲目猜测,而是要重复检测一下。

三、如何测空腹血糖

在门诊经常碰到许多病人忍饥挨饿、停药停水、排队查空腹血糖,待排到他时已是近中午。其实这时的血糖值已经不能代表空腹血糖了。

只有在禁食一夜后,早餐前抽血检测的血糖才能叫空腹血糖。空腹血糖是一个能最准确反映自身胰岛素分泌水平的指标。

查空腹血糖必须要比平时早上服降糖药或注射胰岛素的时间还早,才可以反映真正的空腹血糖水平。如果不是这样,而是停了针和药去查空腹血糖,不但反映不了真正的空腹血糖水平,还可能因为延迟打针或吃药而影响 1 日甚至几日的血糖控制。所以,查空腹血糖最好是在早晨 7 点钟之前采血。

四、多久去看一次医生

多久去看一次医生没有严格固定的要求,这取决于患者糖尿病病史的长短,有效地调整生活方式以控制血糖的能力,及是否已经出现了并发症或其他健康问题,因为一旦有了并发症,将会影响和干扰对糖尿病的治疗。我们建议每月至少看一次医生。若能有糖尿病专科医生或护士做顾问,遇到的问题及时咨询是最好的。

(张　池　黄昭瑄)

糖尿病如何合理饮食

一、每日膳食总热量的计算

每日膳食总热量要根据病友标准体重、劳动强度和体型来确定。肥胖超重者应限制摄入，消瘦者应给以足够的热量。

标准体重(公斤)＝身高(厘米)－105

理想体重浮动于标准体重±10％以内，超过10％为超重，超过20％为肥胖，低于10％为过轻，低于20％为消瘦。根据标准判断自己的体型。然后根据下表确定自己每公斤体重所需要能量。

成人糖尿病每日能量计算(千焦/千克)

	极轻劳动	轻体力	中体力	重体力
消瘦	83.6～104.5	146.3	167.2	146.3～188.1
正常	62.7～83.6	125.4	146.3	167.2
肥胖	62.7	83.6～104.5	125.4	146.3

每日膳食总热量＝每千克体重所需热量×标准体重

二、食品交换份的使用

食物交换份是将食物按来源、营养成分分成6类，各类食物提供同等热卡(90千卡或376千焦)的重量，以便交换使用。各类食物的交换表如下。

等值食物交换表

食物分类	可交换食物及重量(克)
谷类	谷类米面、绿豆、红豆、通心粉、干粉条、干莲子(25) 油条、油饼(20) 苏打饼干、烧饼、馒头、烙饼、窝头、生面条(35) 土豆(100) 湿粉条、凉粉(150) 鲜玉米(带棒芯)(200)
肉蛋类	熟火腿、香肠(20) 肥瘦猪肉(25) 午餐肉、酱牛肉、扒鸡、酱鸭、无糖叉烧肉(35) 瘦猪肉,牛、羊肉,带骨排骨,鸡、鸭、鹅肉(50) 带骨兔肉(100) 鸡蛋、鸭蛋、松花蛋(60) 草鱼、鲤鱼、鲫鱼、鲢鱼、带鱼、黄鱼、鳝鱼、甲鱼(80) 对虾、青虾、鲜贝(80) 水发海参(350)
豆奶类	腐竹(20) 大豆、大豆粉(25) 豆腐丝、豆腐干(50) 北豆腐(100) 南豆腐(150) 豆浆(400) 牛奶、羊奶(160) 无糖酸奶(130) 奶粉(20) 脱脂奶粉(25)
蔬菜类	绿叶蔬菜、西葫芦、冬瓜、苦瓜、西红柿、黄瓜、茄子(500) 绿豆芽、鲜蘑、莴笋、水发海带(500) 白萝卜、青椒、茭白、倭瓜、南瓜、丝瓜、菜花(400) 鲜豇豆、扁豆、四季豆(300) 胡萝卜(200) 山药、荸荠、藕、芋头、百合(100) 毛豆、鲜豌豆(70)

续表

食物分类	可交换食物及重量(克)
水果类	桃、梨、苹果、橘子、橙子、柚子、李子、杏、葡萄(200) 柿子、香蕉、鲜荔枝(150) 草莓(300) 西瓜(500)
油脂硬果类	花生油、豆油、玉米油、菜子油、麻油、动物油、黄油(10) 葵花籽(带壳)、桃核、杏仁(25) 西瓜籽(带壳)(40)

三、食品的选择

糖尿病人要使全天总热量控制在规定范围内,不仅要控制主食,也要限制副食。蔬菜因含热量少,可以多吃一些,脂肪类要严格限制,蛋白类食物适量食用。碳水化合物作为人体热量主要来源,不能多食,但也不能过少,每日控制在 3 两以上。但蔗糖、蜂蜜等单糖在食后引起血糖迅速升高,因此忌食。喜甜食者可选用甜味剂木糖醇、阿斯巴甜、甜蜜素等代替。主食的粗粮含纤维素多,减缓糖的吸收,延缓餐后血糖的升高及降低峰值。糖尿病患者要多吃燕麦、荞麦、玉米等粗粮及各种干豆类。

(黄昭瑄　梁　萌)

糖尿病饮食需注意的问题

一、喜欢饮食偏咸好吗

糖尿病患者每日食盐摄入量应少于 7.6 克。有些人的口味重，每日食盐量可达 20～30 克，这对病情是很不利的。食盐的主要成分为氯化钠，过多摄入，可使血管内晶体渗透压上升，把血管外的水分吸收到血管内，增加血容量；钠还可使动脉平滑肌内水潴留，导致血管壁肿胀，管腔狭窄，外周阻力增加。这些作用产生的共同结果就是血压升高，而高血压是引起糖尿病患者因并发症死亡的主要因素之一。对糖尿病的有效治疗包括对血压的良好控制。这就需要患者限制盐的摄入。

二、饮水少就代表病情轻吗

有许多糖尿病病友以饮水多少来衡量病情的轻重，其实这是对多饮症状的一种误解。血糖浓度过高时，会产生渗透性利尿作用，使体内的水分跟随尿糖一起排出体外。由于体内水分过度丢失，使病友产生口渴的感觉，要通过多饮水来补充丢失的水分。由此可见，多饮水实际上是对体内失水的一种补充，有改善血液循环、增加代谢及消除酮体等作用，是人体的一种保护性反应，不但不应限制，还应鼓励多饮水。

三、少食多餐有哪些好处

一日3次的主餐外，其他时间可少量进食一些别的东西，或加餐，或“吃零食”。对于糖尿病病人来说，要求一日3餐之外不吃东西是不合适的。

糖尿病的问题是胰岛素的作用不足，当血糖升高时，不能相应地及时分泌足量的胰岛素来有效地降低血糖。因此，大幅度的血糖波动对于病情控制非常不利。如果病人能在3次主餐时少吃一点，在餐后2小时左右再少量进食，既可以避免餐后过高的血糖，又可预防下餐前的低血糖，减少血糖波动，还可以减轻胰岛负担。

糖尿病病友在两餐之间适当加餐是有好处的，但加餐的热量要算入总热量中。加餐要定时定量，在餐后2小时，加餐量不宜超过半两面食。

四、哪些水果更适合糖尿病病人

水果中含有丰富的维生素、果胶、无机盐等营养成分，但也含有较高的果糖和葡萄糖。这些单糖比复合碳水化合物吸收快，食后血糖上升较显著。糖尿病病人可以吃水果，但要注意以下几点：

(1)病情控制良好，餐后血糖低于7.8 mmol/L方可适量食用。

(2)宜吃含糖低的水果，如桃、梨、橘子、柚子等，不宜吃香蕉、柿子、红枣、山楂等含糖量高的水果。

(3)最好在加餐时间食用。

(4)每日不超过4两，计算入总热量中。

(5)吃水果后注意检查血糖。

五、饮酒的危害

饮酒有许多害处，糖尿病病人应尽量避免饮酒。

(1)营养状态好时饮酒，可使血糖升高，营养状态不好或饥饿时饮酒会导致低血糖。

(2)大量饮酒，可损害胰腺，加重糖尿病病情。

(3)过量饮酒，暴饮暴食，或因此中断治疗，常是导致糖尿病酮症酸中毒的重要原因。

(4)饮酒常会干扰饮食疗法。

(5)大量饮酒，必然加重肝脏负担，发生脂肪肝。

(6)糖尿病病人可因过量饮酒而发生脑血管意外。

(7)空腹饮酒或饮酒时未及时进餐极易发生低血糖反应。

（张　池　黄昭瑄）

如何正确治疗糖尿病

一、久病成医，自己选择口服药行吗

口服降糖药必须在医生的指导下使用。因为任何药物作用都有其适应证和禁忌证，如使用不当，不但无法取得良好的疗效，而且可能导致一些严重的不良反应。糖尿病的治疗是一种综合性治疗，不仅需要药物治疗，还需要心理、饮食、运动和糖尿病监测等治疗，而对糖尿病的深刻认识和对口服降糖药知识的掌握是一般糖尿病病人所不具备的。

二、血糖控制好了，就可以停服降糖药吗

多数人的血糖良好控制，是通过综合治疗获得的，降糖药在其中起了很大的作用，一旦停用口服降糖药，高血糖很可能卷土重来。但部分轻度 2 型糖尿病病友经治疗后，体重恢复正常，胰岛素抵抗可减轻，通过严格的饮食控制及体育锻炼就能使血糖控制良好，可以减少原用药量，或停一段时间的药。但停药是一个渐进的过程，不能突然全部停掉，减药后，要更加注意饮食和运动疗法，同时经常监测血糖。

三、中医中药能根治糖尿病吗

在各种媒体上，经常见到一些广告称采用纯中药制剂，彻底治愈糖尿病。很多病人信以为真，结果付出很多钱的同时，不仅糖尿病仍然存在，还常常加重。

目前所有的治疗方法，都只能控制病情，还没有能从根本上治愈糖尿病的，中医中药单独应用更是如此。到目前为止，已明确了中药的降糖达不到西药的效果，但中医对防治各种糖尿病慢性并发症有一定的辅助作用。

四、用胰岛素治疗会成瘾吗

首先明确胰岛素治疗是不会成瘾的。需不需要用胰岛素，用了是否能撤掉，关键取决于病情。早期使用胰岛素对保护糖尿病病人剩余的胰岛功能非常重要，应尽可能避免在胰岛细胞全部破坏后再用胰岛素，如果内源性胰岛素完全缺乏，较难控制病情，难以维持血糖的平稳。

下列情况应该接受胰岛素治疗：(1)1 型糖尿病；(2)2 型糖尿病经饮食及口服降糖药治疗未获得满意控制；(3)糖尿病酮症酸中毒和高渗性昏迷；(4)并发急性感染和急性严重心脑肾疾病；(5)糖尿病病人接受大、中型外科手术的术前、术中和术后；(6)糖尿病妊娠；(7)与糖尿病相关的营养不良。

五、漏服降糖药怎么办

偶尔忘服一次降糖药，是可以补救的。解决这一问题的原则是：如果每天服药两次(比如早上 7 点，晚 7 点各一次)，漏服时间在 3 小时之内的，那么就立即补吃一次药；如果超过 3 小时，那么就不必补了。如果服长效降糖药，每天一次，原则是漏服时间在 12 个小时之内，就立即补吃一次；如果超过 12 小时就不用再补救，按下一次的服药时间表进行。

（黄昭瑄　梁　萌）

肾病篇

呵护您的肾脏

——肾脏病防治社区科普讲座

一、肾脏病尿毒症防治形势严峻

(1)肾脏病尿毒症治疗难,费用高。肾脏病是临床常见慢性疾病之一,病情往往迁延不愈,许多患者丧失了劳动能力,为社会和家庭带来巨大的经济与精神负担。每年每百万人口中新增尿毒症患者约100人,每人每年需花费6万～10万元行透析治疗以维持生命。

(2)肾脏病尿毒症发病率逐年升高。随着糖尿病肾病、高血压肾损害、老年人肾病的患病率增加,城市人口尿毒症发病率明显增加。据厦门市医保中心统计,尿毒症患者占全市参保人员比例约万分之三,但医疗费用占医保总支出百分之八左右,是普通人群的300倍。

(3)大众健康知识缺乏,意识淡薄。在国内,肾脏病医学起步较晚,20世纪80年代以后才得到快速发展,诊断治疗手段不断完善。在临床工作中我们发现,可能与肾脏病医学起步较晚有关,人民群众关于肾脏病的健康常识十分匮乏,甚至基层医院的医生知识和经验也十分有限。比如,相当部分体检项目不包括常规尿液检查;有的长时间尿检或肾功能异常而置之不理;有的相信各种偏方制剂或不真实的广告宣传;有的滥用感冒药、止痛药导致肾功能衰竭……种种认识误区导致病情加重者有之,婚前体检发现尿毒症者有之,妻离子散者有之,家破人亡者有之!

作为肾脏病专科医生，耳闻目睹这许许多多本来不该发生的不幸和痛苦，常感痛心疾首。我们常常体会到，光靠几名专科医生看病是远远不够的。古人云，上医治未病，下医治已病，重要的是提高人民群众的预防意识。因此，普及慢性肾脏病防治常识才是当务之急，才能根本上改变肾脏病诊治鱼龙混杂的现状，才是真正提高全社会肾脏病防治水平的良策。

二、肾脏的结构和功能特点

肾脏俗称“腰子”，在后腰部两边各有一个，长度约 12 厘米，重量约 130 克，每个肾脏由 100 万个微血管球组成，全身的血液每分钟以 1 200 毫升的速度不停地通过它清洗身体多余的废物（尿素氮、肌酐、尿酸等），多余的水分也经它通过尿液排到膀胱，膀胱满了再排除体外，是人体的下水道系统，是血液的净化器官。

一旦肾脏病变损害肾功能到达终末期（尿毒症），肾脏无法排出血液中的毒素及多余的水分。同时肾脏能制造分泌一些激素如促红细胞生成素、升压素等，一旦肾功能受损，会出现贫血、血压升高等一系列合并症。

（1）生成尿液，维持水、盐等物质的平衡。正常人在体内水分过多或过少时，都会通过肾脏进行自动调节，以保持体内水分的平衡。如夏天天气炎热，剧烈运动或出汗时，体内的水分少了，尿量就会减少，出汗少时体内水分多了，尿量就会增加。另外，肾脏中的肾小管还能按人体的需要，调节钾、钠、钙、镁及氯等电解质的重吸收量，以维护体内这些成分的平衡。

（2）排泄尿液及体内的废物、毒物和药物等。人体在新陈代谢过程中每时每刻都产生一系列人体不需要的废物，如肌酐、尿素、尿酸等含氮物质，硫酸盐及无机磷酸盐等，这些物质溶解在尿中排出体外。此外，进入体内的一些毒物和药物也可从尿中排出。

（3）维持机体酸碱平衡。通过尿液将体内代谢的酸性物质排出体外，并可调整酸性物质和碱性物质排出的比例，保持体内酸碱平衡。

(4)调节血压，生成促红细胞生成素等。肾脏不仅是排泄器官，也是一个重要的内分泌器官，它能分泌调节血压的肾素—血管紧张素及前列腺素等，也能产生促红细胞生成素，刺激骨髓干细胞生产红细胞，还能分泌高活性的维生素 D_3 等，这些物质能调节人体血压、钙磷代谢，维持正常的骨骼生长发育。

三、健康人群的护肾守则

(1)定期体检，别忘了检查尿液。

(2)妇女怀孕前检查尿液和肾功能。

(3)暴饮暴食有害肾脏健康。

(4)适当喝水，不宜憋尿。

(5)喝洁净水，避免污染和重金属超标。

(6)警惕药物肾损害，中药无毒是误区。

(7)及时根治扁桃体炎、咽喉炎等感染。

(8)及时治疗肾炎、肾病、尿感等原发病。

(9)控制糖尿病、高血压、高血脂和痛风。

(10)控制狼疮、类风湿、紫癜等。

(11)警惕庸医误诊、游医骗钱。

四、如何早期发现肾脏病

由于肾脏有强大的储备功能，早期肾功能受到损害往往没有特殊的临床症状，即使出现一些身体不适也往往未引起人们足够的重视，很多人是在体检时才被发现的。

我们在临床工作中，常遇到一些病人来就诊时，肾功能损害已经进展到晚期尿毒症，追悔莫及。因此，我们应该认识一些与肾脏疾病有关的临床表现，当发生下述症状时，别忘了做有关肾脏方面的检查。

(1)小便次数增加，憋不住，尿道疼痛。即医生常说的尿频、尿急、尿痛，这种症状常提示有泌尿道感染的可能。

(2)小便带血。可以是急、慢性肾炎的临床表现，也可以是泌尿系感染引起的。

(3)小便多泡。常表明尿液中排泄的蛋白质异常增多。

(4)眼皮浮肿，下肢肿胀。患肾炎时尿中蛋白质增多，使得体内血浆蛋白下降，继而出现浮肿。

(5)尿量太少或太多。如果没有大量出汗、发热等使体内液体成分减少的原因，发生小便量骤减，要去看医生，检查尿液以证实是否存在肾脏病变。同样尿量陡然增加，也应寻找引起小便量增加的原因。

(6)腰腹疼痛。无明确原因的腰背疼痛应去医院检查肾脏、脊椎及腰背部肌肉等，明确原因，一种类型的慢性肾炎(IgA 肾病)腰痛尤其明显。

(7)夜尿增加。正常人年龄小于 60 岁时，一般不应该有夜尿，如果年轻人夜尿量增加，则可以是肾脏功能不良的早期临床表现，尤其应该引起人们的注意。

(8)肾功能衰竭表现。早期肾功能衰竭也可以和肾脏疾病一样没有特殊的临床症状，直到肾功能失去 50％以上时，才可能出现一些临床表现。当肾功能只剩下 5％～10％时，病人就到了晚期，出现尿毒症的临床症状，包括面色苍白、倦怠、纳差、恶心呕吐、皮肤瘙痒、神态不清、昏迷等。一旦出现血压升高、贫血、纳差恶心、夜尿增多、皮肤瘙痒等临床症状时，不要轻易地认为自己患了“高血压病”、“缺铁性贫血”、“消化不良”或者是皮肤病等，必须注意进行尿液检查及肾脏功能测定，这样才不致延误诊断。

五、肾脏病防治的认识误区

误区 1:肾炎是不治之症,肾炎难治或是治不好的顽症。

其实肾炎不仅能治,而且绝大多数通过积极合理的治疗是可以临床缓解或完全控制好的。疗效的好坏主要取决于诊疗是否及时、合理,更重要的是与病人自身的保健措施有关(如饮食、休息)。

为什么会产生这种错误概念呢?主要原因有:一是由于肾炎本身的症状很隐匿,早期不易被察觉重视,当大量的肾组织发生不可逆损伤、功能丧失时才去就诊,则为时已晚。二是忽视了肾脏疾病慢性进展的发病规律,一些患者虽经治疗后症状缓解,自身感觉良好,自认为病情已痊愈,忽视了维护期的治疗及随访,但此时病情仍在慢性迁延,缓慢进展,当感觉不适再去就诊时,疾病的性质已发生本质的变化。

误区 2:肾功能正常即可排除患肾脏病的可能。

肾单位"吃苦耐劳"。每枚肾脏由近 100～150 万个肾单位组成,有排泄代谢产物、调节人体内环境稳定及内分泌等功能。由于肾脏容易受到药物、炎症、外力等损伤,在人类进化过程中形成了强大的储备能力,轻微病变不容易表现出来。每个肾单位可独立工作,当部分肾单位破坏时,剩余的肾单位会主动加大工作量进行代偿。通常情况下半数肾单位是备用的,有半数肾单位工作就可以完成这些功能。这就是为什么有人捐献了一个肾脏救治尿毒症患者,或因外伤切除一个肾脏,或个别人先天只有一个肾脏,仍然可以正常生活的道理。

肾单位"不可再生"。只有肾脏损害超过 50%才失去代偿能力,表现出肾功能衰竭的症状。同时,肾单位不像肝细胞那样可以再生,肝功能不好通过保肝治疗可以恢复,但肾单位损坏一个少一个,一旦失去代偿能力,已无"回天之力"。而且,肾脏病往往病情隐匿,平时甚至无明显不适,有些人出现症状时肾功能损害已经进展到尿毒症。

目前,最常用的肾功能检查方法是测定血清尿素氮和肌酐水平,这两项指标在肾单位损害 50%左右时，化验结果仍然正常，在损害超过 50%以上，才会异常升高。因此，肾功能正常也可能患有肾脏病，需由专科医生做进一步检查。

误区 3：尿中蛋白、红细胞多说明肾脏病变严重。

尿蛋白、血尿是肾脏疾病重要的异常化验结果，其量多少与肾脏病的进展有十分密切的关系，也是临床医生密切关注的指标之一。但尿中蛋白质、红细胞多不一定表明病变严重。要防止过分强调消除蛋白尿、血尿而使用大量药物过度治疗，尤其要避免使用肾毒性药物。

有些肾脏病患者，大量蛋白尿、血尿，但肾脏病变却很轻，应用激素等治疗后，病情明显好转，预后转归也较好。也有些病人虽然蛋白尿、血尿较轻，但可能肾脏病变较重，治疗效果不佳，预后不容乐观。这也就是医生通常要求慢性肾脏病人做肾穿刺活检的主要原因，目的是明确病变类型，指导治疗，判断预后。

有些慢性肾脏病治疗效果不好，病变长期持续进展，导致肾组织大量破坏，这时可能出现尿蛋白逐渐减少，但实际上不是病情好转的表现，相反病情严重恶化，已达到尿毒症的早期，这种情况应提醒肾脏病人警觉。

误区 4：忌盐禁水。

民间传说肾炎病人要忌盐百日，特别在福建闽南地区流传甚广。慢性肾炎病人应该适当限制盐分摄入，以免水钠潴留加重。但具体怎样吃盐要根据不同病情区别对待，不可千篇一律机械执行，更不可矫枉过正，否则容易造成曲解，甚至带来严重后果。

为什么要限盐限水？我们都有这样的体会，吃过咸食物后就想多喝水，这是因为盐分刺激了人体的渴感中枢，使人口渴难挡。食盐的主要成分是氯化钠（NaCl），盐含量高了，需水分也多。如果人体摄入过多的盐和水分，正常人能及时将它们排出体外。慢性肾炎病人往往肾脏的排钠排水能力下降，盐和水就会潴留在血液中，导致血管内的容量增加，血压升高，严重者可出现心力衰竭，同时增加肾小球内压力，加速肾功能损害。血管内过多的水分还会自血管内漏出形成水肿，如眼睑水肿、下肢水肿直至全身水肿。

“吃盐越少越好”是错误的。有的病人认为，既然慢性肾炎病人吃盐喝水不好，那就“吃盐越少越好”，甚至禁用食盐，这也是完全错误的，并且十分危险。盐是机体组织代谢必不可少的元素，人体的很多生理功能很大程度上依赖于盐的参与。慢性肾炎病人的肾脏保钠能力下降，机体缺钠时，肾脏照样排钠不止，久而久之，可形成“低钠血症”，病人感觉倦怠乏力，血压下降，严重者还会出现脑水肿，需要紧急血液透析抢救生命。

怎样根据不同病情科学掌握？对于没有水肿、高血压和尿量减少的病人，建议“限盐不限水”。每日食盐摄入量为5克，饮食清淡为主即可，不宜进食咸菜、腌制品等。水分则完全不限制。对于有水肿、高血压或尿量减少的病友，则应该“水盐双限”，即严格限制水和食盐的摄入。每日食盐摄入量为3克，对含钠盐的调味品如酱油、味精(谷氨酸钠)等也应当限制，烧菜可改用糖、醋调味。对水、汤、稀饭及含水量较高的水果均应尽量限制。严格限制水盐的病人应定期检查血钠浓度，以防止低钠血症。

误区5:吃肾补肾。

有人认为吃动物肾脏可以滋补自体的肾脏，其实是一个误解。动物肾脏虽然蛋白质含量较高，但不宜食用，因为这类食物除胆固醇高外，嘌呤成分含量也很高，它们不但不起营养作用，反而加重肾脏的负担，引起不良后果。而且动物肾脏如猪腰往往大量重金属如镉、铝等沉积，进食后对人体肾脏会产生毒性作用。

误区6:肾炎患者要少进蛋白，以素食为主。

蛋白质是人体的必需营养素，是人体新陈代谢不可缺少的，因此必须补充。如果单纯素食，摄入蛋白质太少，人体必将动用组织中的蛋白质，就会对整个机体健康造成危害。另外，蛋白质分解代谢产物由肾脏排泄，肾功能障碍时，这些产物排泄受阻，会给人体带来很多不良影响。同时蛋白质中的某些氨基酸可以使肾脏内血流及压力发生改变,使肾功能恶化。

摄入蛋白质应辨证对待科学掌握。慢性肾炎、肾病综合征患者只要肾功能正常,就不能以素食为主,应摄入一些人体利用度较高而对肾脏排泄要求较低的优质蛋白质,以动物蛋白质为主,如牛奶、鸡蛋、鱼等。出现肾功能不全,特别是已有尿毒症未能透析行保守治疗时,蛋白质的摄入可以使血中尿素氮和肌酐明显上升,此时必须严格限制,具体摄入蛋白质的量应根据肾功能水平由专科医师指导。

误区 7:滥用肾毒性药物。

肾脏是人体主要的排泄器官,药物通过不同途径进入体内,经生物转化最终排出体外,许多药物以原形或其他代谢产物从肾脏排泄。由于肾脏血流量极大,每分钟从心脏排出的血液约 25%流经肾脏,是人体血液灌注最多的器官,加上肾脏毛细血管十分丰富,耗氧量大,老年肾储备能力减退等因素,药物随血流进入肾脏后容易造成肾脏损伤。当患有肾脏疾病或肾功能减退时,药物更易对肾脏造成毒性反应或诱发免疫反应加重肾脏损伤,而且药物引起的肾小管间质损害往往不可逆转。

近年来由药物引起的肾损害日渐增多,笔者在临床工作中,经常遇到有的病人本来肾脏病变较轻,为了片面追求消除蛋白尿或血尿,道听途说乱用偏方制剂,或是自认为“中药无毒”长期服用各种不明成分的中药汤剂,或是不慎使用有害肾脏的药物导致肾脏病变加重,甚至出现肾功能衰竭。

(1)禁用具有肾毒性的抗生素:①氨基糖甙类:链霉素、新霉素、庆大霉素、卡那霉素、丁胺卡那霉素(阿米卡星);②两性霉素 B;③多肽类:粘菌素、多粘菌素 B、杆菌肽。

(2)慎用抗生素:①磺胺类:磺胺嘧啶、磺胺异恶唑、复方新诺明等;②万古霉素;③半合成青霉素:甲氧苯青霉素、氨苄青霉素、梭苄青霉素及其复合制剂;④头孢菌素类:头孢噻啶肾毒性较大,头孢唑啉(先锋 5)、头孢氨苄(先锋 4)、头孢拉定肾毒性作用较弱;⑤利福平;⑥氟喹诺酮类:氟哌酸、环丙沙星、氟嗪酸(氧氟沙星)等,其中左氧氟沙星不良反应最少且轻。

(3)禁用具有肾损伤作用的非甾体类抗炎药物:消炎痛(吲哚美辛)、扶他林(羟氯芬酸钠)、托美丁(甲苯酰吡洛乙酸)、羟基保泰松(羟布宗)、阿司匹林(对酰水杨酸)、炎痛喜康、布洛芬、芬必得、奇诺力、萘普生、舒林酸、安乃近等。多数感冒药如康泰克、速效感冒胶囊、感冒通等含有某些成分,也应禁用。

(4)禁用镇痛剂:非那西丁、去痛片、复方阿司匹林 APC、扑热息痛等。

(5)禁用中药偏方及不知内容的中药制剂。目前中草药肾病已经得到证实,尤其是马兜铃酸肾损害往往不可逆转。

(6)慎用造影剂:高浓度大剂量碘化物可导致中毒性肾病,选用泛影葡胺肾损害较少。

(7)慎用渗透剂:甘露醇、低分子右旋糖酐。

(8)慎用环孢素 A、环磷酰胺、硫唑嘌呤、别嘌呤醇、西米替丁(雷尼替丁)等。

(9)避免静脉输注各种氨基酸,避免使用血浆代用品(人造血浆)。

(10)避免接触以下重金属:汞、锂、镉、铀及金制剂等。

误区 8:相信偏方。

有病乱投医,是久治不愈病人的一种心态,偏方治大病也是病人求治心切的一种心理寄托。所谓偏方一般有三种情况:一是前人积累的经验所传下来的,有的偏方虽然也治好了一些病例,但是,它的治病机理还需要用现代的医学知识和方法加以研究证实。二是有的是对症的,而不是治本的。三是有的甚至是假药,目的是牟取暴利。

肾炎根据临床及病理改变分数十至数百种,不同种类的肾炎其病因、病变性质及轻重完全不同,治疗方法也截然不一,用一种偏方来治疗所有类型的肾脏病显然是不合适的。对于肾脏病人来讲,应该待病变性质及程度明确后再考虑治疗手段。

误区 9:中药无毒。

1993 年比利时人报道了一组服用含广防己减肥药出现肾功能

损害，肾活检病理表现肾小管损伤和广泛严重间质纤维化的病例，此后，中草药肾毒性开始引起国内外学者高度重视。引起肾损害的中药最常见的是木通、防己及其中成药制剂，它们均含有马兜铃酸，肾脏损害主要表现为急性肾衰、慢性肾功能不全、慢性肾小管—间质损伤，称为“马兜铃酸肾病”。

目前中草药肾损害已成为临床上导致急、慢性肾功能不全的一个常见原因，患者停药后病情仍进行性进展，目前尚缺乏有效的防治方法，患者预后很差。国家有关部门已经发出通告，禁止使用木通等含马兜铃酸的中药作为中成药的成分。

广大肾脏病人应禁用中药偏方及不知内容的中药制剂，不宜提倡慢性肾脏病患者长期使用中药汤剂，尤其要慎用以下草药：关木通、防己、细辛、厚朴、朱砂、雄黄、鱼胆、蜈蚣、雷公藤等。含马兜铃成分的中成药如龙胆泻肝丸、排石冲剂、妇科分清丸、安宫牛黄丸等也应禁用。

（许树根　梁　萌）

肾脏有哪些功能

肾脏是一对很像蚕豆形的内脏，在腹腔后的脊柱两旁，前面有腹腔内的肠管，后面有强壮的腰部肌肉。成人男性正常每个肾脏重约120～170克，大小约11厘米×6厘米×2.5厘米，约相当本人握起的拳头大小；女性较男性稍小。肾脏的内侧中部凹陷开放，叫作肾门，肾盂、血管、淋巴管和神经丛由此进入肾脏里面。肾脏的主要功能有如下几方面：

(1)形成尿液，清除废物。首先，我们要了解肾小球的结构。用显微镜看肾小球，它是一个由很多很细的血管即毛细血管组成的；再用电镜看这些毛细血管，它上面有许多孔洞，就像筛网一样。肾门处的动脉进入肾实质后，经分支逐渐分成许多条细小动脉，然后与肾小球相连。血流经过肾动脉进入肾小球时，体积大的成分如红细胞、白细胞、血小板、蛋白质等，因不能通过这些筛孔，所以仍留在血管内，重新返回血中；而体积小的成分，如水分、钠、氯、尿素、糖等，就通过这些筛孔滤出，流进肾小管内，此时滤出的液体叫作原尿。原尿里面含有许多营养成分，如糖、氨基酸等。当原尿流经肾小管时这些营养成就被全部重新吸收入体内，水分99%也被吸收，此时只剩余机体的代谢废物和很少的水分，它们就形成了尿液。尿液进入肾盂后，再经过输尿管流入膀胱，当潴留到一定量时，就被排出体外。人体每个肾脏约有100～150万个肾小球，它每天滤出原尿约180升，形成尿液大约1.8升，这里面含有机体代谢的全部废物。

(2)调节体液及体内酸碱平衡。肾脏决定多少液体留在体内，多少液体排出，通过肾小球的滤过，各段肾小管的重吸收、分泌，排出体内多余的水分，调节酸碱平衡，维持内环境的稳定。当肾功能好，饮水较平常多时，肾脏产生尿量会增多以清除多余的液体；另一方面，当天气热、出汗多时，肾脏产生尿量会减少，因为身体要保留适量的液体。

(3)内分泌功能。肾脏可认分泌多种激素，影响全身或肾本身的代谢与功能。

①分泌激素，如肾素、前列腺素、激肽、活性维生素 D_3、红细胞生成素等。肾素主要由肾皮质中肾小球旁器颗粒细胞合成、储存和分泌，它与血管紧张素、醛固酮互有关系，构成一个调节血压和体液的生理系统。肾前列腺素的绝大部分由肾髓质乳头部的间质细胞和集合管细胞生成，前列腺素主要有前列腺素 A2、前列腺素 E2，后者的血管舒张作用和利尿作用比前者强得多，但它在体循环中容易灭活，故主要作用于肾皮质血管。而前列腺素 A2 除在肾内作用外，还可使全身血管舒张，外周阻力减低，故为全身降压激素。当肾脏患疾病时，前列腺素生成、分泌减少，这是导致肾脏高滤过及高灌注重要因素，也是导致肾性高血压的重要原因之一。肾脏激肽释放酶—激肽系统受到抑制与肾实质性高血压的发生有关。肾脏可合成活性维生素 D_3，使肠管吸收钙增多，人体骨骼会更加强壮，肾脏有重病时维生素 D_3 不能合成，小儿会产生佝偻病，成人骨骼会变软弱，甚至疼痛、骨折。红细胞生成素的产生部位在肾远曲小管和肾皮质及外髓部分小管周围毛细血管内皮细胞，随着肾脏疾病的发展，肾组织不断破坏，红细胞生成素的产生、分泌减少，贫血就会逐渐加重。

②为机体部分内分泌激素的降解场所，如胰岛素、许多胃肠道激素中的很大部分在肾脏降解，当肾功能衰竭时，这些激素的生物半衰期明显延长，从而引起代谢紊乱。

③作为肾外激素的靶器官，如甲状旁腺素、降钙素等可影响与调节肾脏功能。

（梁　萌　许树根）

认识"肾虚"

在我们日常生活的交往中，人们谈起健康状况时，常常会涉及"肾虚"这个既熟悉又令人费解的名词。有些人认为，"肾虚"即男子性功能减退，如阳痿或阳物举而不坚、遗精或滑精、早泄、不育等；有些人则把患有肾病，如急慢性肾炎、肾盂肾炎等看成是"肾虚"；更有一些人因长期患病，多方治疗无效，人云是"肾虚"而忧心忡忡……究竟"肾虚"是什么？他们说不清。由于只知其一，不知其余，乱投补肾药物，常常用药无效，或造成适得其反的后果。所以，这里必须先将"肾虚"的含义及所包含的内容予以介绍。

"肾虚"是中医病理方面的一个常用术语。中医的肾与西医所说的肾不完全相同，它不仅指肾的实体，而且更是代表着人体某些系统的功能，大约相当于西医所说的泌尿系、生殖系、内分泌系、呼吸系、骨骼系及神经系统的某些功能，并与能量代谢、免疫功能有关。在中医脏腑学说中，有肾为"先天之本"、"生命之根"、"肾藏精，主生长发育生殖"、"肾主水"、"肾主纳气"等说法。所谓"虚"，即亏虚，指功能或物质的衰减。所以"肾虚"，应包括以上方面功能或物质的衰减，具体有以下几个方面：

(1)生殖功能衰退。表现为男子阳痿或阳物举而不坚、遗精或滑精、早泄、精少(显微镜检查精子数减少、精子活动力减低)，甚则导致不育；女子子宫发育不良(如幼稚子宫)、月经不调、性欲淡漠、不孕等。

(2)生长发育不良。表现为幼儿发育迟缓,表现为骨骼发育不良[如囟门迟闭、出牙及行走延迟、鸡胸、箩圈腿(俗称"O"形腿)、头软(乒乓球头)、颈软等]、智力发育延缓和不良(如语迟、痴呆、先天愚形)等。

(3)成人早衰。表现为中年即见衰老之象,如常易健忘、视力早期老化、听力早期衰减、脱发或须发早白、牙齿松动易落等。

(4)排尿功能紊乱。有的"肾虚"患者,由于体内水液利用率较低,新陈代谢低下,故常小便清长频数,以老人为多见。老年人及小儿亦常因膀胱约束力及神经控制力较低,会产生遗尿及尿失禁的现象。此外,尿崩症、糖尿病患者排尿量及次数亦常多于正常人,这是由于内分泌功能失调所致,在中医看来,也属"肾虚"。另一方面,肾虚也可导致水液排泄障碍,排尿减少,产生水肿,常见于慢性肾炎水肿及心性水肿。

(5)呼吸功能衰弱。人的呼吸功能是由肺来主持的,这是众所共知的常识。但呼吸功能的强弱却是由中医的"肾"来支撑的,特别是肺活量更是如此。"肾"有促使呼吸保持一定深度的作用,这种作用中医称为"肾主纳气"。如果"肾虚",纳气功能减弱,则呼吸短浅,呼多吸少,常见于慢性哮喘病、心力衰竭及衰弱病的后期,"肾为气之根"即指此。

(6)腰酸膝痛。排除外伤、感冒、风湿、尿路感染等因素,不明原因的腰酸或腰痛和无力,且在疲劳后加重者,常责之为"肾虚"。中医有"腰为肾之府"之说,也就是说肾居于腰的部位,"肾虚"则会产生腰酸或腰痛。另外,中医称"肾主骨",即骨骼的生长功能与肾有关,故"肾虚"则骨的代谢功能失常,腰椎及负重之下肢骨节就会常觉酸痛,这种情况老年人是十分普遍的。

(7)怕冷和怕热。中医的肾有阴阳之分,肾阴和肾阳代表着肾功能对立统一的两大方面。肾阳是人体阳气的根本,肾阴是人体阴液的根本。所以,肾阳虚则人体表现为阳虚,病人就很怕冷,且有四肢冷、面色苍白等症状;而肾阴虚则人体表现为阴虚,病人就比较怕热

(因为阴虚就不能制约阳热,阳热偏盛之故),且有手足心热、低热、盗汗、颧红(俗称“虚火”)等症状。

(8)脉搏。“肾虚”的人尺部脉多数是弱的,是为尺部应肾之故。

综上所述,中医的“肾虚”包括的范围甚广,不仅男子可得,而且女子亦有;不仅老少多见,而且青壮年也可因病而发生。正确了解“肾虚”的含义和内容,对于养生保健和疾病的防治具有重要的意义。

(王长荣)

“肾虚”就是肾脏病吗

笔者在门诊工作中，常遇到病人自称“肾虚”，前来咨询是否患了肾脏病。作为肾脏病专科医师，笔者深感有必要将中医学所谓“肾虚”和西医学的肾脏病作一比较，使人们对此有正确的认识。

那么，“肾虚”是什么意思呢？肾在中医学中属五脏之一，被认为是人体生命的根本，所以称之为“先天之本”。中医学的肾不同于西医解剖学上所称的肾脏。中医肾具有藏精、生髓、通脑、主骨、主水液等功能，并认为其华在发，开窍于耳，通于二阴。所谓“肾虚”就是指肾的上述功能虚弱。其临床表现有腰脊酸痛、胫酸软或足跟痛，耳鸣或耳聋，发脱或齿摇，尿后有余沥或失禁，性功能减退，不孕或不育等症。根据全国中西医结合虚证研究专业委员会在1986年5月制定的中医虚证辨证参考标准，凡具备上述六项中三项者，便可诊断为“肾虚”。

西医学方面，肾脏指位于腹膜后脊柱两旁的器官，左右各一，形似蚕豆。两肾是形态大小重量大致相同，其大小约为11厘米×6厘米×2.5厘米，重量120～170克。大体而言，肾脏具有生成尿液和内分泌两种功能：通过尿液的生成和排泄，达到保持体内水、电解质、酸碱平衡，维持机体内环境的稳定；通过分泌多种生物活性物质（主要有肾素、红细胞生成素、高活性维生素D_3、前列腺素和激肽释放酶等）来调节血压和钙磷代谢，刺激骨髓造血。肾脏病是指肾小球、肾小管、肾间质及肾血管的疾病，其中常见的有急性肾炎、慢性肾炎、急进性肾炎、肾病综合征、隐匿性肾炎、尿路感染、急性和慢性肾功能衰竭等。其常见临床表现有水肿、高血压、尿少或无尿、多尿及夜尿、尿频、血尿、蛋白尿(尿中泡沫增多)、腰酸痛、贫血等。

由此可见,中医和西医是两个不同的医学体系,两者的理论、名词、术语至今尚不能完全相通。“肾虚”和肾脏病两者不能等同。肾脏病患者可以在某一阶段出现中医所称的“肾虚”证,但“肾虚”绝非意味着肯定有肾脏病,肾脏病也并非均适用“补肾中药”来治疗。

(许树根　梁　萌)

肾功能不全患者的饮食营养

——麦淀粉饮食及制作方法

众所周知，合理的饮食营养是治疗慢性肾功能不全的基础，医生推荐给患者的主要饮食治疗方案是采用热量充足的低蛋白饮食。然而，患者在执行医嘱过程中，对“热量充足的低蛋白饮食”却存在不同的理解和做法。

一种是片面地认为用米饭、面条等粮食当主食可以提供充足热量，而只有少吃荤菜才能达到低蛋白要求。其实慢性肾功能不全患者虽然需要低蛋白，但对优质蛋白的需要却不能少，优质蛋白在膳食中的比例一般不能低于50%。粮谷类食品的蛋白质含量为7%～11%，含量虽不低，但不属于优质蛋白，因此靠吃粮食类食品达不到对蛋白的“量低质优”要求。

另一种是患者知道优质蛋白主要来源于鸡蛋、牛奶、鱼等动物性食品，因此平时饮食以荤菜为主，只吃少量的主食。殊不知，碳水化合物是人体主要的产热物质，少吃主食将进一步导致体内蛋白质和氨基酸的分解，其结果是蛋白质被用于产生热量而起不到修复组织、增强抵抗力、使身体恢复健康的作用。

那么，慢性肾功能不全患者怎样做到热量充足、蛋白质“量低质优”呢？以目前的临床经验看，采用麦淀粉饮食是一个好办法。所谓麦淀粉，就是小麦粉去掉面筋后的产物，通常多用于烧菜勾芡，它的蛋白质含量仅为0.6%～0.8%。例如，100克麦淀粉与标准粉相比，两者提供热量基本相同，但蛋白质少了近10克。麦淀粉饮食的优点在于减少了主食中蛋白质(低质蛋白)的摄入,如果日常饮食能合理增加动物性食品,就能达到热量充足且低蛋白的饮食要求。

一、如何得到麦淀粉

自制。将普通面粉加水和成面团,揉搓10分钟左右,以手不感到粘为度。在室温下放置1~2小时后,加4倍水,用手反复轻捏,将面粉洗入水中,至面粉浆变浓弃去剩下的面筋(面粉中的低质蛋白)。将面粉浆静置、沉淀滤去水后晒干或烘干,即可得到麦淀粉。

购买。在超市中可以买到麦淀粉,其商品名为澄粉。用于烧菜的生粉也叫麦淀粉,但不要购买,因其不易制成食品。

二、如何用麦淀粉制作食品

以麦淀粉制作的主食质地较硬,不易消化吸收,患者食后容易出现腹部饱胀感,加之肾脏患者一般采用低盐饮食,因此若制成馒头等简单主食,容易让人感到单调、无味。下面介绍麦淀粉的几种制法,让患者吃得美味可口。

1. 蔬菜水晶饼

原料:麦淀粉50克、青菜50克、胡萝卜25克、味精、盐等。

制法:(1)将青菜、胡萝卜用开水煮一下,捞出用冷水冲冷,挤去水分后再切碎,加入味精、盐、食用油等调味,拌匀备用。(2)将麦淀粉用开水和成面团,包入拌匀的菜末,制成圆形饼,放入蒸笼内蒸4~8分钟即可。

2. 麦淀粉面条

原料:麦淀粉及自己喜好的浇头。

制法:(1)将淀粉揉成团,搓成粗条,并用擀面杖擀成厚0.15~0.2厘米的薄片,在薄片间撒上一层麦淀粉,重叠摆放,并用刀切成面条。(2)在沸水中煮熟面条,放入浇头即可。

3. 麦淀粉葱花蛋饼

原料:麦淀粉 50 克、葱花、鸡蛋、调味品等。

制法:(1)在麦淀粉内倒入开水,使之成为厚薄均匀的糊状,调味后备用。(2)将鸡蛋打匀,放入葱花。在平底锅内刷少量油,放入麦淀粉铺成薄饼,再在饼面倒入打匀的鸡蛋,两面煎透即可。

4. 麦淀粉蒸饺

原料:麦淀粉 50 克、虾仁 15 克、鸡肉 15 克、小青菜 100 克、胡萝卜 10 克、盐、食用油等。

制法:(1)将虾仁、鸡肉、小青菜、胡萝卜切碎,调味成馅备用。将麦淀粉制成面团,擀成饺子皮,包入馅,捏成饺子。(2)将包好的饺子放入笼屉,用旺火,沸水蒸 8～10 分钟即可。

5. 麦淀粉点心

原料:土豆 200 克、麦淀粉 150、鸡蛋 50 克、芝麻 20 克、糖 75 克、食用油 10 克。

制法:(1)将土豆蒸熟去皮捣成泥,打入鸡蛋,加入麦淀粉、糖,拌匀制成小点心,点心表面撒上芝麻。(2)将点心放烤箱内烤熟即可。

(孙　琪　许树根)

血尿就一定是肾炎吗

正常人尿液中无红细胞，或偶有微量红细胞（每高倍视野 0～2 个）。若尿沉渣镜检，每个高倍镜视野红细胞＞3 个，则为血尿。仅在光镜下查见红细胞数目增多，称为镜下血尿。如果 1 升尿液中出血量超过 1 毫升则呈肉眼血尿。引起血尿的病因有以下几种：

（1）泌尿生殖系统疾病。临床上绝大多数血尿均见于此类疾病，包括肾小球肾炎、肾盂肾炎、膀胱炎、尿道炎、前列腺炎、肾结核、膀胱结核、肾结石、输尿管结石、膀胱结石。

（2）尿路邻近组织疾病。如急性阑尾炎、急性输卵管炎、邻近器官的肿瘤等，亦可引起血尿，以镜下血尿为多见。

（3）全身性疾病。见于血小板减少性紫癜、过敏性紫癜、再生障碍性贫血、白血病、血友病等血液病，也可见于流行性脑膜炎、猩红热、流行性出血热、丝虫病等传染病，又可见于充血性心力衰竭、高血压肾病、心血管疾病的肾梗塞，还见于皮肌炎、结节性多动脉炎、系统性红斑狼疮等风湿性疾病以及肾下垂、游走肾、变态反应等疾病。

（4）运动性血尿。亦称行军性血尿，可见于部分剧烈运动或长期行走的正常人。

除了以上病因，其他病因引起的血尿也应引起高度重视，应注意鉴别。综合以上病因，血尿不一定就是肾炎。

（胡玉清　梁　萌）

发生水肿就是肾炎吗

邻居张大姐今年40岁，平时性格乐观，身体健康。一天，她神情紧张地找到笔者，说是自己得了肾炎。原来，张大姐起床后发现双下肢出现轻度浮肿，小腿前用手指一压立即出现凹陷，她听说腿肿就是得了肾炎，而肾炎是导致尿毒症的最常见原因，因此，急急忙忙来咨询。

笔者仔细询问病史，张大姐除了双下肢浮肿外无其他不适，无腰痛、尿频、尿急、尿痛，无少尿、夜尿增多等。近一年来有类似症状，均在月经期前出现双下肢轻度水肿，月经期后消失。既往无心脏病、肝脏病等，体格检查未发现异常体征，尿液化验、肾功能生化及双肾B超检查均正常。于是，笔者告诉她，这种水肿称为"单纯性水肿"，并不是肾炎引起的。

为什么出现水肿并不等于得了肾炎呢？水肿，也就是我们常说的浮肿，是指液体在皮下组织间隙的潴留，可分为不可凹性水肿和可凹性水肿。用手指压迫水肿局部，水肿部位不出现凹陷者为不可凹性水肿，主要见于甲状腺功能低下引起的粘液性水肿或丝虫病导致淋巴管堵塞引起的象皮肿，均与肾炎无关。手指压迫出现凹陷者为可凹性水肿，也不全是肾炎引起的。一般来说，可凹性水肿病人体重增加约5公斤才会水肿，如果仅为单侧下肢或全身性水肿，要注意有无下肢静脉曲张或下肢血栓等。如果为双侧下肢或全身性水肿，除肾脏外，还要考虑有无心脏病、肝脏病或重度营养不良。

由各种肾小球肾炎(包括肾病综合征)引起的水肿称为肾性水肿,为可凹性水肿,其特点是首先出现在皮下组织比较疏松的部位,如眼睑、颜面、头发、腰骶部等处,然后下肢(常从内踝开始),严重时遍及全身,乃至出现腹水、胸水。水肿出现后,由于组织间隙被水分撑张,病人常有眼皮肿胀、穿鞋发紧等不适;胸水、腹水发生后,病人会腹胀、胸闷、憋气等。肾性水肿病人尿液化验往往提示尿中有蛋白或(和)红细胞或(和)管型存在,有时合并高血压、贫血、肾功能不全等。因此,出现水肿后要及时到医院检查,以明确病因及疾病诊断。

像张大姐这样的中年妇女,尤其是肥胖者,在月经前有时出现双下肢轻度浮肿,而体格检查及临床化验均正常,称为“单纯性水肿”,与体内某些内分泌激素代谢紊乱相关,并非肾性水肿。这种只要适当限制食盐的摄入量即可,不需要其他特殊治疗,也不会导致严重并发症。

(许树根　梁　萌)

浅谈肾脏病中西医结合诊断与治疗

祖国医学中类似慢性肾炎的记载主要为水气病,《内经》称为“水病”、“水气”。水病又有“风水”、“腹胀”、“风水肤胀”、“石水”的区别。《金匮要略》将水气病分风水、皮水、正水、石水四种。慢性肾炎高血压突出,自觉头晕、头痛者,可在中医眩晕病证范畴内讨论。出现肉眼血尿者,其中医病证名为尿血。慢性肾炎后期,发展成慢性肾衰时,中医病名可定为关格病。

中医认为,慢性肾炎水肿的发病机制与肺、脾、肾三脏及三焦的水液代谢功能失调有关。慢性肾炎初期或急性发作期,风邪外袭,肺气被束,升降失司,出现头面部水肿。或脾肾虚损,三焦气机壅滞,水道不通,而出现水肿。慢性肾炎虽都有蛋白尿,但古人限于条件,无法查知。中医认为,蛋白尿的产生主要责之于脾的升清和肾的封藏功能失调。脾气虚或湿浊困脾,脾不运化水谷精微,清阳不升,谷气下流,精微下泄,肾虚或湿热扰肾,肾气不因,精微外泄。因此,临床采取培补脾肾及清热祛湿法治疗。

许多肾脏病可以仅有实验室及其他检查异常,而无临床症状,如果仅凭传统的四诊八纲,很难做出辨证论治,难以达到早期治疗的目的,故提高中医的诊疗水平,必须与现代医学相结合,这样才能丰富和延伸中医传统的辨证论治,促进中医研究取得进展。我们认为要重视辨病与辨证相结合,以辨病为纲,辨证为目,先辨病,后辨证。这样拟出治则和方药将会更加准确和有效。

大量的临床实践证明，在现代医学的基础上，加上中药治疗，能增加疗效和减少副作用。如肾病综合征病人在应用激素治疗时，分阶段配合中药治疗，确实有较好的效果。但并非所有肾病都要用中医治疗，例如尿路感染，用抗菌素便能很好地解决问题；急性肾衰，轻者保守治疗，重者透析治疗，自能解决问题，如过分加服中药，进水量增加，反而有增加水潴留的危险。故具体某个病人是否加用中药治疗，应经医生酌定。另外，中西药是有可能相克的，如治疗肾病综合征时，在用大剂量强的松治疗阶段，由于强的松为阳刚之品，服用不久即发生阴虚火旺之证，此时若应用壮阳温肾之药，则病人的激素副作用会加重。此时能用滋阴降火中药，则可与强的松相辅相成，减轻激素副作用，增加疗效。在很大程度中西药不能有机地配合。要避免这种情况的方法就是由一个医生开中西药，而不要看完了一个西医后随即去看另外一个中医。然而仍有不少病人还是这样轮流地看、混合地治。我们提倡中西医结合，其精髓是在坚实地掌握国际先进的诊断和治疗的基础上，如有必要再结合使用我国传统医学治疗。这样才源于西医，高于西医，局部治疗与整体治疗相结合，辨病与辨证相结合，相得益彰，提高对肾脏病的治疗效果。

（梁　萌　许树根）

肾穿刺检查的必要性

“肾活检”全称为肾穿刺活体组织检查，主要是检查肾脏组织的病理形态学变化。肾活检在国内外早已广泛应用。国内开展已有40余年的历史。肾活检的主要目的有三个：一是明确诊断，二是帮助制定治疗方案，三是有利于判断预后。

肾脏疾病可分为肾小球疾病及肾小管间质疾病。肾脏病的诊断比较复杂，而且有原发、继发之分。例如，我们平时买西瓜，通过一般的看西瓜表面纹理，拍打听音并不能很准确地知晓西瓜熟与不熟，是红瓜还是白瓜，开个“小三角”后便一目了然。每个肾脏由100多万个肾单位组成，一般肾穿刺只取10～20个肾小球，故不影响肾脏功能。同一临床诊断的肾病综合征或肾炎的病人，可有不同的病理类型，而同一种病理类型的诊断如局灶节段肾小球硬化、系膜增生性肾炎，又可见于各类临床诊断的肾炎病人之中，因此只有肾活检，方可深入地了解病变的性质、程度、预后以及病变是否活动、是否继续进展等，可以避免盲目应用某些药物造成副作用。这对病人的诊断、治疗有很大的益处，治疗可做到“有的放矢”。

肾穿刺活检适应征比较广，适用于各种肾实质性疾病，表现为蛋白尿、血尿者，如原发、继发或遗传性肾小球疾病，慢性或急性肾小管间质疾病，原因不明的急性肾功能衰竭，肾移植术后用于鉴别急、慢性排斥反应，环孢素A或其他免疫抑制剂中毒及/或急性肾小管坏死等。

总之，由于肾活检有 B 超或彩超引导，而且目前穿刺技术比较成熟，诊断准确，现在已成为肾脏病的常规检查手段。

（梁　萌　许树根）

血肌酐在正常范围能否说明肾功能正常

血肌酐(Scr)检查是了解肾功能的主要方法之一,正常值为 88.4～135 微摩尔/升(μmol/L),是判断肾功能的重要指标。内生肌酐是人体肌肉代谢的产物。在肌肉中肌酸主要是通过不可逆酮脱水反应缓慢地形成肌酐,再释放到血液中,随尿排出体外。因此,肌酐与体内肌肉的总量关系密切,生成量恒定,不易受饮食的影响。肌酐是小分子物质,无毒性且不为肾脏代谢,不与蛋白结合,可自由通过肾小球,在肾小管内很少被吸收,在血浆无异常增高时亦不被肾小管排泌,故能较好地反映肾小球的功能。人体内每天产生的肌酐几乎全部随尿排出,一般不受尿量的影响。肾脏具有强大的功能,在肾功能受损 50%～70%时,血肌酐仍可保持在正常的水平。所以,此时血肌酐虽然在正常范围,但不能说其肾功能没有问题。只有肾功能失代偿后,血肌酐才能成为灵敏的反映肾功能的指标。

事实上,有相当一部分病人由于种种原因造成肾功能已减退了,但自己还不知道。Scr 的水平与肾功能损伤的程度呈正相关,临床上常用内生肌酐清除率(Ccr)来表示肾小球滤过率,间接地反映肾功能。怎样测量内生肌酐清除率(Ccr)呢?要求:测尿不宜进食高蛋白,尤应注意勿食牛肉,不能剧烈运动。3 天后,收集 24 小时全部尿液,在收集尿液结束时取血,分别测定血、尿肌酐及尿量,然后按公式计算肌酐清除率(毫升/分钟)。如欲得到精确结果可用体表面积矫正。

$$矫正:Ccr(毫升/分钟)=\frac{Ccr\cdot 标准体表面积(1.73\ m^2)}{实际体表面积}$$

Ccr 正常值为 90～120 毫升/分钟(mL/min)。

1976 年 Cockcroft 和 Gualt 提出以血肌酐值推算的公式：

$Ccr(毫升/分钟)_{男}=[(140-年龄)\cdot 体重(公斤)]/[72\cdot 血肌酐(mg/dL)]$

$Ccr(毫升/分钟)_{女}=Ccr_{男}\cdot 0.85$

注:血肌酐 mg/dL＝88.4 μmol/L。

Ccr 是目前临床上最常用的肾小球功能的检测方法之一,不仅能较早地反映肾小球功能的损害,而且能反映肾小球功能损害的程度,基本上可代表肾小球滤过率(GFR)。慢性肾脏病(CKD)分期如下：

第 1 期　肾损伤,GFR 正常或增加,GFR≥(90 mL/min)/1.73 m^2；

第 2 期　肾损伤,GFR 轻度下降,GFR(60～89 mL/min)/1.73 m^2；

第 3 期　GFR 中度下降,GFR(30～59 mL/min)/1.73 m^2；

第 4 期　GFR 严重下降,GFR(15～29 mL/min)/1.73 m^2；

第 5 期　肾衰竭,GFR＜(15 mL/min)/1.73 m^2(或透析)。

CKD 定义为:有肾损伤或 GFR＜(60 mL/min)/1.73 m^2 大于三个月。

肾损伤定义为:病理异常或存在检验异常,包括血液、尿液异常及影像学检查异常。

(梁　萌　许树根)

慢性肾脏病人的日常保健

慢性肾脏病包括慢性肾炎、肾病综合征、慢性肾盂肾炎、慢性肾功能衰竭等，病情往往迁延不愈，病程较长。部分病人必须长期使用激素及免疫抑制剂治疗，营养状况不良，身体抵抗力较弱，成为各种感染的高危人群。因此，注意日常预防保健、避免感染是病人密切关心的问题。

第一，要有平和的心态。科学研究表明，恐慌、紧张、焦虑等情绪会导致机体抵抗力下降，甚至出现心动过速、心律不齐、血压升高、食欲不振等症状。其实，不少慢性肾脏病人或多或少积累了应对疾病的经验，有些病友甚至经历了肾穿刺、血液透析、肾移植手术等考验，已经具备了良好的心理素质，这些都是预防传染性疾病的前提。

第二，保持生活环境空气流通。在天气不是很热的情况下尽量不开空调，或减少开空调时间，并且于每天上午、晚间定时开窗通风。慢性肾脏病人必须定期到医院复查或行血液透析治疗，考虑到自身抵抗力较差，应减少乘公交车外出的时间，避免与不熟悉的人接触，特别是避免长时间停留在不通风的公共场所如商场、酒家等。

第三，养成良好的个人卫生习惯。应适当选用有抗菌作用的洗手液，手背、指间、甲沟等部位要注意全面清洗。尤其避免用未洗过的手揉眼睛、抠鼻子、瘙痒等。血液透析病人前臂有动静脉瘘管，也要注意清洁，避免局部感染。腹膜透析病人腹部留有腹透管隧道，应坚持每日擦澡，避免皮肤或隧道口感染。要勤晒被褥，打扫房间，定期用消毒液拖地板、擦洗室内物品。

第四，注意增强自身免疫力。许多肾脏病人长期食欲不振，营养不良，且因肾衰导致贫血、毒素潴留等，这些因素应该在医生指导下尽量纠正。要加强饮食中的营养支持，使用促红细胞生成素纠正贫血，增加透析剂量保证充分透析等，以增强机体抵抗力。要有适量的体育锻炼，多到公园等通风的环境做一些室外活动。应注意补充维生素，必要时可以口服适量维生素 C、复合维生素 B 等药物。

第五，要坚持规律正规治疗。一些肾病综合征病人必须服用强的松等激素类药物，肾移植术后病人为防治排斥反应要长期服用环孢素等免疫抑制剂，有的人担心药物本身的副作用会降低自身的抵抗力，增加感染的机会，因此自行减少强的松、环孢素等药物的剂量，这是极其不可取的。因为药物剂量及疗程是原有肾脏病不复发的保证，病人自行减药将导致病情加重。

第六，积极寻求专科医生指导。慢性肾脏病人发热的常见病因有上呼吸道感染、扁桃体炎、气管支气管炎及细菌性肺炎等，应注意在肾脏病专科医生指导下治疗。因为许多感冒药、抗生素存在不同程度的肾脏毒性，往往导致原有肾脏疾病加重或残余肾功能丧失。对于有肾功能损害的患者，必须根据肾功能情况调整抗生素使用剂量及频率。另外，不同肾脏疾病在治疗上有不同要求和讲究，需要专科医生悉心指导调整。比如同样是慢性肾衰病人，为改善营养状况提倡已行血透、腹透病人饮食中更多地摄入一些高蛋白；但行非透析保守治疗者，仍然要限制蛋白质摄入量，以保护肾功能。为增强抵抗力应多进食维生素含量较高的蔬菜、水果等，但对尿少、浮肿的病人则要限制水分，量出而入，以免“水漫金山”，导致心衰肺水肿。对肾衰的病人更要警惕橙、香蕉等水果可能引起致命性的高钾血症等。

（许树根　梁　萌）

慢性肾炎病人怎样吃盐喝水

“肾炎忌盐”，广大基层医生及病人多数通晓这个常识，知道慢性肾炎病人应该限制盐分摄入。但是，肾炎病人限盐的科学道理人们往往不十分清楚，认识上存在一些误区。尤其要提醒广大病人，肾炎限盐只是一个基本原则，具体怎样吃盐要根据不同病情区别对待，不可千篇一律机械执行，更不可矫枉过正，否则容易造成曲解，甚至带来严重后果。

一、为什么要限盐限水

我们都有这样的体会，吃过咸食物后就想多喝水，这是因为盐分刺激了人体的渴感中枢，使人口渴难挡。食盐的主要成分是氯化钠，人体内 1 个钠离子带有 2 个水分子，盐含量高了，需水分也多。如果人体摄入过多的盐和水分，正常人能及时将它们排出体外。慢性肾炎病人往往肾脏的排钠排水能力下降，盐和水就会潴留在血液中，导致血管内的容量增加，血压升高，严重者可出现心力衰竭，同时增加肾小球内压力，加速肾功能损害。血管内过多的水分还可自血管内漏出形成水肿，如眼睑水肿、下肢水肿直至全身水肿，甚至出现胸腔、腹腔、心包积水。因此，慢性肾炎病人应该限制盐和水分的摄入。

二、"吃盐越少越好"对吗

有的病人认为,既然慢性肾炎病人吃盐喝水不好,那就"吃盐越少越好",甚至禁用食盐,这也是完全错误的,并且十分危险。正常肾脏有很好的保钠能力,即当机体缺钠时,肾脏排钠会明显减少,以保证体内钠盐不致过低。慢性肾炎病人的肾脏保钠能力下降,机体缺钠时,肾脏照样排钠不止,久而久之,可形成"低钠血症",病人感觉倦怠乏力,血压下降,严重者还会出现脑水肿,危及生命。笔者在临床工作中,常遇到就诊的肾炎病人不恰当地严格限盐,有的病人甚至1～2年不吃盐,导致严重营养不良,多名病人出现严重低钠血症,经过紧急"洗血"(血液透析)治疗才得以挽救生命,这些深刻教训应引起广大病人高度警惕。

三、怎样正确吃盐喝水

慢性肾炎病友吃盐过多引起水肿高血压,过少导致低钠血症,要不多也不少才最合适。那么,在日常生活中怎样做才能根据不同病情科学掌握呢?

(1)"限盐不限水"。正常人平均每日食盐摄入量:北方人口味较重,约 10～15 克,南方人约 5～10 克。对于没有水肿、高血压和尿量减少(正常人 24 小时尿量约 1 500 毫升,相当于 3 斤)的病人,建议"限盐不限水"。对这部分病人,建议每日食盐摄入量为 5 克,饮食清淡为主即可,不宜进食咸菜、腌制品等。水分可以不限制,但最好喝白开水,不要饮茶,因为茶水会影响铁吸收,容易引起贫血。当然,对含钠盐的调味品如酱油、味精(谷氨酸钠)等也应当限制,烧菜可改用糖、醋调味。

(2)"水盐双限"。对于已经有水肿、高血压或尿量减少(如尿量 24 小时少于 1 000 毫升,相当于 2 斤)的病友,应该"水盐双限",即严格限制水和食盐的摄入。建议每日食盐摄入量为 3 克，对水、汤、稀饭及含水量较高的水果均应尽量限制。实际生活中，每次烧菜不可能都用天平称量食盐，可以采用“等份法”大致掌握每日食盐摄入量。具体做法是：将一袋 1 000 克盐分为 12 份，每月用 1 份，12 个月用完；每一份再分出 30 小份，每天用 1 小份。如果全家人一起烧菜进食，每日食盐摄入量应乘以家庭成员数。熟悉“等份法”的道理，病人可以因时因地灵活应用。需要注意的是，严格限制水盐的病人应定期检查血钠浓度，以防止低钠血症，必要时及时调整每日摄盐量。

四、怎样估算吃盐喝水恰好合适

怎样评估摄入的食盐和水适合自己的病情呢？方法很简单，可用“体重估算法”。患者只需购买一台家庭用体重计，每天称一次体重即可。在生活规律保持不变、饮食正常的情况下，短期内体重一般不应该有太大的变化，如果数天内体重明显上升，表明钠盐和水分摄入过多，应当减少水盐摄入。但要注意三点：一是清晨空腹，二是如厕后，三是穿着衣物重量相当。因为饭后和如厕后都会影响体重，如果穿衣过多，称重时还应减去衣服的重量，以避免出现较大的误差。每日称体重对有水肿、高血压和尿量减少的病人尤为重要，应引起充分重视，遵医嘱执行，以便观察病情变化。

（许树根　梁　萌）

肾病综合征患者饮食须知

肾病综合征是由各种原发性和继发性肾小球疾病引起的一组临床综合征，主要特征是“三高一低”，即大量蛋白尿、高脂血症、高度浮肿和低蛋白血症。同时其他许多蛋白质，包括转铁蛋白、铜蓝蛋白及维生素 D 结合蛋白等也都从尿中丢失。因此，患肾病综合征后，病人和家属都急于知道如何补充营养，配合药物治疗以早日康复。下面我们从蛋白质、脂肪、水和钠离子等几方面谈一下如何科学进食、合理营养。

蛋白质。肾病综合征由于大量蛋白从尿中流失，血中白蛋白含量显著降低，病人抵抗力下降，或出现营养不良，少年儿童更会影响生长发育，故提高血浆白蛋白显得十分必要。以往都主张高蛋白饮食[>1.6 g/(kg · d)]，有的竟高达 3～4 g/(kg · d)，想以此来弥补尿中丢失的蛋白，保持血中白蛋白水平，阻止营养不良。但大量研究证明，高蛋白饮食对肾病综合征病人毫无益处。对于肾功能已有损害的病人，如用高蛋白饮食反而是“雪上加霜”，更不能采用。另外一个错误倾向是，认为严格控制肾病患者蛋白摄入就能减少蛋白尿。其实，摄入蛋白过少，如<0.3 g/(kg · d)，只能进一步使血浆蛋白下降，使病人更易感染，水肿反复加重营养不良，同样是不可取的。研究表明，只要保证热量 146.3 kJ/(kg · d)，低蛋白饮食是安全可靠的，一般蛋白质量为 0.7～1.0 g/(kg · d)。此外，如采取极低蛋白饮食，如<0.3 g/(kg · d)，则要结合酮酸疗法(开同肾灵)；如出现极

度严重的低蛋白血症(血浆白蛋白<20克/升)则可放宽蛋白限制,可按1.0～1.2 g/(kg·d);如肾功能不全,血肌酐>200微摩尔/升,则蛋白量为0.5～0.7 g/(kg·d)。

上面讲的是蛋白质的"量",那么"质"如何呢?这里涉及肾病患者非常关心的"能否进食豆类和豆制品"的问题。既往绝大多数学者主张给优质蛋白,严格限制植物蛋白(包括豆类和豆制品)。但近年来新的研究表明,豆类蛋白对肾病益处更大。肾病综合征病人用大豆食物后尿蛋白排泄下降,血脂也降低。大豆蛋白与动物蛋白比较,在降低蛋白尿、降脂、保护肾功能方面更有优越性。

我们认为,蛋白质按0.7～1.0 g/(kg·d)补充为宜,以动物蛋白和大豆蛋白为主。一般前者占1/2～2/3。大豆以大豆粉为食物原料较好,因为其中有效成分大豆异黄酮的含量相对较高。

脂肪。降脂目的有二:一是减少心血管事件,二是延缓肾损害进程。脂肪每日摄入量以产生的热量不超过总热量的30%为宜,一般在25%～28%,其中多聚不饱和脂肪酸应占脂肪量的1/3。胆固醇<200 mg/d,胆固醇含量极高的蛋黄、虾、蟹、肥肉、蹄筋、动物内脏要严格限制。鱼油(12 g/d)对IgA肾病有较好作用,高血压发生率低,延缓肾损害进程,血清肌酐升高更慢,尿蛋白减少明显。如果限脂饮食后血清总胆固醇仍很高(>200 mg/dL),则要结合药物降脂。

碳水化合物及热量。充足的热量是维持营养、防止氨基酸氧化的必要保证,建议控制在146.3 kJ/(kg·d),肥胖者则要减少热量摄入。1 g蛋白质或1 g碳水化合物均产生16.7 kJ热量,1克脂肪则产生37.6 kJ热量。每天摄入的总热量中除蛋白质产生的少量热量,及脂肪提供的28%热量外,约70%由碳水化合物提供。土豆、红薯、粉丝、藕粉、山药、芋头、粉皮、南瓜蛋白含量<1%,而热量很高。

水和钠离子。肾病综合征患者可以出现明显的水肿,严重时可见胸水、腹水。水要"量出为入",即前日尿量加上500 mL(指汗液、呼吸、大便等排出的非显性失水的量)。钠离子一般不超过2克/天,通常是0.5～1 g/d。由于平常食物中含有钠1 g,因此,必须严格控制钠离子摄入量。如果使用利尿剂，易发生低钠血症导致脑水肿等严重并发症，则要根据血钠水平调整钠摄入量。具体参见《慢性肾炎病人怎样吃盐喝水》一文。

维生素、矿物质和微量元素。一般应适当补充维生素 D_3 和钙，予以充足的维生素 A、B、C。锌要适当补充，铁一般不需要补充，如合并缺铁性贫血则补充铁。

我们把肾病综合征患者饮食要求总结如下：

热量：146.3 kJ/(kg·d)，主要由碳水化合物提供。

蛋白质：0.7～1 g/(kg·d)，以动物蛋白和大豆蛋白为主。

脂肪：占总热量＜30%，多聚不饱和脂肪酸应占脂肪量的 1/3，胆固醇＜200 mg/d。鱼油(12 g/d)对 IgA 肾病有较好作用。

矿物质：钠＜2 g/d，适当补充维生素 D 和钙，缺铁时补铁。

（孙　琪　许树根）

慢性肾衰患者的饮食疗法

慢性肾衰的饮食疗法是预防和阻止肾脏病的进展，延缓从肾功能损害的早期发展成尿毒症的诸多治疗手段中最基本最有效的手段。

一、蛋白质

限制蛋白质摄入对于减轻肾脏负担，减少毒素的产生，缓解病情均起重要作用。

1. 什么时候限制蛋白质较好

一般认为在血清肌酐（Scr）＞220 μmol/L（2.5 mg/dL）或者内生肌酐清除率（Ccr）在20～25 mL/min以下开始进行。

2. 蛋白质控制程度

慢性肾衰病人蛋白质每天摄入量宜限制在0.5～0.7 g/kg。如果蛋白质摄入小于0.5 g/(kg · d)，必须加用必需氨基酸或α-酮酸，以保证有足够的蛋白质（氨基酸）摄入。

对于已经进行了血液透析或腹膜透析的病人，蛋白质摄入量要高于透析前期。一般血透病人蛋白质摄入量为1.0～1.2 g/(kg · d)，透析次数达每周3次者，可增至1.5 g/(kg · d)；腹透病人为1.2～1.5 g/(kg · d)。

3. 低蛋白饮食的注意点

（1）要保证50％～70％是优质蛋白质，即以动物蛋白为主。我们推荐鸡蛋白(蛋清)、牛奶、鱼、瘦肉,这些食物必需氨基酸含量为40%～50%,属于优质蛋白质。

(2)限制植物蛋白的摄入比例。植物蛋白含量高的食物如豆类、豆制品、坚果、杏仁类要严格限制。

(3)一天的优质蛋白食物要均匀分配到三餐中,不要集中在一顿吃,以利吸收利用。

(4)为了限制植物蛋白的摄入比例,可部分采用麦淀粉或玉米淀粉、土豆淀粉。

(5)注意日常食物中,包括蔬菜、水果、面条、米饭、啤酒等均含有蛋白质,计算蛋白质摄入量时要将它们考虑在内。大蒜、冬笋、大头菜的蛋白含量比青菜、胡萝卜高。

4.蛋白摄取量的评价

不管如何限制,氮平衡仍是衡量蛋白需要的金标准。对慢性肾衰病人来讲,长期采用 0.6 g/(kg · d)的蛋白摄入量能保持良好的营养状态。

二、能量(热量)

保证每日摄入必要而充足的热量,是长期坚持低蛋白饮食的保证和前提。慢性肾衰病人每日摄入的热量以 125.4～167.2 kJ/(kg · d)较合适;一般未透析的病人热量摄入不少于 146.3 kJ/(kg · d);60 岁以上老人应给予 30 kJ/(kg · d);对于肥胖者及体重超过理想体重的 20%者应适当减少热量。

热量来源主要以复合碳水化合物为主。土豆、红薯、粉丝、藕粉、山药、芋头、粉皮、南瓜蛋白质含量小于 1%而热量很高,可以作为首选。

对于维持性血透的肾脏病患者,低热量摄入比蛋白质摄入不足更为普遍和严重。我们认为维持热量以 146.3～167.2 kJ/(kg · d)较合适。

三、食盐

控制食盐，要逐渐地、根据病人具体情况来控制食盐的摄入。慢性肾衰病人，一般在每天 5 g 以下。每周 2 次血透者，食盐摄入量为每天 3～5 g；每周 3 次者每天 5～8 g。腹透者，一般不作严格限制，如有高血压、水肿、心衰等症状则要限制食盐摄入量。如果一天的食盐摄入量要求不超过 3 g，可将一天的盐量集中在一道菜里，这样吃这道菜时就有盐味，比较容易入口。或者用醋、柠檬汁等代替食盐来调味，这样味道可口，不会因为菜淡而无法坚持。

四、水

各种肾脏疾病由于发病原因不同，病程不同，治疗措施也不相同。在轻度肾衰时，由于肾脏浓缩功能下降，体内代谢废物需要较多的水分才能从肾脏排出。特别提醒那些慢性肾病的病人，不要认为肾衰就得严格限制水分，如果过分限水反易加重肾功能恶化。对于急性肾炎、肾病综合征、肾盂肾炎有明显水肿的应限制水的摄入，如无明显水肿，则不要限制饮水。计算每日摄水量的一般原则是“量出为入”，即前一日尿量再加上 400～500 mL。

五、饮食疗法中其他成分摄入

(1)脂肪。控制动物脂肪摄入量，食用油以植物油为宜，禁食动物内脏、脑、蛋黄等胆固醇含量极高的食物。

(2)钾。钾是人体内的一种重要离子，参与代谢和维持心脏舒缩功能。人体内的钾主要靠从食物中摄取，从尿中排泄。慢性肾衰时，肾脏的排泄功能减退，体内多余的钾不能从尿中排出，就会造成血钾升高，使心脏功能受到影响，严重者还会导致心脏骤停。因此，对于慢性肾衰患者来说，应该慎食高钾食物，如香蕉、酱油、味精、榨菜、萝卜干、果汁、西瓜、橙子、橘子、菇类、木耳、银耳、海带、紫菜、柿饼、黑枣、莲子、杏仁、核桃、榛子、火腿、干贝、虾米等。

(3)磷。肾功能不全病人要极低磷饮食，鱿鱼、刀鱼、虾子、河蟹、干贝、蛋黄、肉松、蘑菇(干)、茶叶、豆类、豆制品等要严格限制。另外，食物用水煮后弃去汤汁，可减少磷、钾的摄入。

(4)钙及维生素 D_3。补钙可采用含钙磷结合剂，维生素 D_3 可采用口服或静脉注射。

(5)其他维生素。维生素 A、E、K、B_{12} 一般不需补充，而补充维生素 B_6、C 及叶酸。

(6)微量元素及矿物质。一般慢性肾衰病人锌、铁常缺乏，瘦羊羔、瘦牛肉含锌、铁较丰富，藕粉含铁较丰富，常用的补肾中药含有丰富的微量元素，可适当补充。

(7)可配合兼具“药食”作用的常用中药。如肾脏病人腹泻腹胀、食欲不振，可用山药、芡实做菜吃或煮粥吃；出现尿少而血钾不高者可食西瓜；如血钾高则用冬瓜皮煮水喝或用赤小豆煮粥吃；口干舌红者用枸杞子泡茶喝或煮粥吃；血压升高者，用马兰头凉拌当菜吃；血肌酐升高者用蒲公英、车前草煮水喝；血尿酸升高者，用玉米须、丝瓜络煮水喝；血尿者用荠菜花、白茅根煮水喝。

(胡玉清　许树根)

危险！利福平导致肾衰

傅女士55岁，1995年确诊患了肺结核，服用抗结核药物治疗。2005年6月中旬，她感冒后发热、咽痛，在某医院检查，怀疑肺结核复发，给予利福平治疗。用药当天即出现腰部酸痛、全身关节疼痛、恶心、呕吐，24小时尿量仅200毫升，肾功能急剧恶化。6月15日到第174医院肾内科急诊住院，诊断为“急性肾功能衰竭、肺部感染、低蛋白血症、代谢性酸中毒、低钾血症、肾性贫血、血小板减少症”，病情危重。医务人员立即为她进行血液透析，清除体内毒素，纠正水、电解质及酸碱代谢紊乱，配合保肾及对症支持治疗。其后傅女士病情逐渐好转，尿量增多。6月29日在彩超引导下行肾穿刺活检术，经肾脏病理检查，提示病变为急性间质性肾炎，证实是由利福平引起的急性肾衰。经积极抢救治疗，目前她肾功能完全恢复正常，感染得到控制，贫血情况改善，已痊愈出院。

利福平应用十分广泛，为控制结核病立下了汗马功劳，但同时也存在一些毒副作用，是导致肾损害的常见药物之一。除利福平外，常引起肾损害的药物还有庆大霉素、丁胺卡那霉素、消炎痛、扶他林、去痛片、造影剂、甘露醇、某些抗癌药等，部分中药如木通、朱砂、安宫牛黄丸、龙胆泻肝汤等也可引起肾脏损害。近年来，由药物引起的肾损害日渐增多，肾功能衰竭病人中约25%与应用肾毒性药物有关。

医学专家指出，药物性肾损害与临床医生及广大患者认识不足、滥用药物密切相关。为防止发生药物性肾损害，临床医生务必熟知药物的药理特性，不仅要了解药物的主要治疗作用，而且要知道相应的副作用，包括肾毒性作用，这样才能减少药物性肾损害的发生。原有肾脏病的患者应对引起肾损害的药物有所了解，使用这些药物要高度警惕，防患于未然。医学专家特别强调，反对病人自行购买、随意使用消炎药、止痛药及未经正规医生指导使用中药偏方等。用药时不能机械地依据药品说明书行事，对老年人及原有肾脏损害、肾功能不好者应减少用量或延长使用间隔时间。一旦发生药物性肾损害，要及时停药，积极进行综合治疗和抢救，促进药物排泄，如此，多数药物性肾损害患者可以转危为安，肾功能可望恢复正常。

（许树根　梁　萌）

尿毒症治疗方法的选择

尿毒症是慢性肾衰的最严重阶段，是在各种慢性肾脏病的基础上缓慢发展而来的。它是临床上一种常见病、多发病，每百万人口中，每年约有 100 人患有此病。用何种方法代替失去的肾脏功能以维持病人的生命，即尿毒症者应如何选择生存的手段，是广大尿毒症患者最关心的问题。目前常用的方法有如下几种：

一、内科保守治疗

也称非透析治疗。采用中医中药辨证施治或用大黄制剂如尿毒清冲剂、虫草制剂如金水宝、百令胶囊及活血化淤中药等，西药包醛氧化淀粉、α-酮酸（开同肾灵）、前列腺素 E、相关降压药、维生素、促红素等。一般适用于血肌酐＜442 μmol/L 者。

二、透析治疗

主要有结肠透析、血液净化（包括腹膜透析、血液透析、血液滤过等）。

（1）结肠透析：普通灌肠行低位结肠透析，用结肠透析机行高位结肠透析，该法适用于暂不能接受血液净化的尿毒症者，有一定疗效。

(2)腹膜透析:腹透是将透析液灌入腹腔,通过腹膜交换达到净化血液的目的。腹透具有以下优点:设备简单,安全有效,操作方便,24 小时均在透析,病人悠然自在,不劳不累,缓缓进行。病人甚感舒适,可在家中治疗,一般无须别人帮助,不影响工作和日常的生活,有益于保持残余肾功能。该法特别适用于糖尿病、严重心血管疾病、年龄较大、不宜用肝素者或/及利用内瘘做血透有困难者。一般推荐选用双联腹膜透析系统。

(3)血液透析:血透是将患者血液与透析液同时引入透析膜的内、外室,溶质通过半透膜,从高浓度侧向低浓度侧运动,水通过半透膜从低浓度侧向高浓度侧渗透,同时利用压力超滤作用。血透就是利用溶质的弥散、水的渗透和超滤作用,清除血液中代谢废物,纠正电解质和酸碱失衡状态,并排除体内多余的水分。因此血透可部分地替代肾脏功能,是目前应用最广泛的血液净化方法之一。但患有低血压,严重心、脑疾病,严重出血倾向等疾病的患者不宜做血透。

(4)血液滤过:血滤不用透析液,是将血液通过血液滤过器,在跨膜压作用下滤出大量水分和溶质(对流作用),相当于肾小球的滤过作用;再通过输液装置,补充与细胞外液电解质浓度相似的溶液(置换液),此相当于肾小管的重吸收功能。超滤液多于置换液的部分,即二者容量之差,就是体内应该排出的过多的水分。血液中的毒性物质随大量水分一同排出了体外,从而达到了血液净化的目的。与血透相比,血滤主要优点是对中分子物质清除率高,对超滤的耐受性好,心血管功能稳定。主要适用于肾衰并发心功能不全、透析中低血压反应、体腔内积液、难治性高血压、伴有末梢神经病变者及高度浮肿者等。

(5)血液透析滤过:该法是血透与血滤的结合,溶质的弥散和对流同时进行。它综合了血透和血滤的优点,即通过弥散高效清除小分子物质,通过对流高效清除中分子物质,同时能保持患者心血管功能稳定,治疗时间缩短,患者更易耐受,是目前比较理想的血液净化方法。

三、异体肾移植

肾移植同血透一样，都是尿毒症的替代疗法，与血透相比，突出的优点是摆脱了每周两三次的血透的烦恼与血管穿刺的痛苦。移植肾除能起到血透所能完成的清除代谢毒素、排除水分和调节电解质酸碱失衡的作用外，还具备正常肾脏的其他生理功能，如内分泌功能。在维持性血透一定时间后，有可能产生很多慢性透析并发症，这种情况下，成功的肾移植往往能明显改善甚至消除这些并发症。当然，肾移植还存在着取肾和植肾手术上的技术问题、组织配型问题、移植后感染及排斥反应等问题，仍有待于进一步解决。

血透与腹透各有优缺点，在临床应用中可互相补充。肾移植无疑是解决问题的方向，但目前仍有不少问题有待解决，并非移植后便永久无恙。目前国内外学者大都推荐先腹透后血透，最后再行肾移植的"慢性肾衰一体化疗法"，这样可以延长尿毒症患者的总的生存时间。尿毒症者治疗方案的抉择，应到大医院咨询专科医生后，根据本人的具体情况做出决定。

（梁　萌　许树根）

血透急性并发症的常见症状和防治措施

接受血液透析的肾病患者，在透析过程中常会遇见一些不可预知的突发症状，临床上考虑为急性并发症，要求医护人员做出迅速准确的判断和处理。我们简要介绍血液透析急性并发症的常见症状及防治措施，希望患者朋友对相关知识有所了解，以便出现不适症状时早期发现，及时治疗。

一、失衡综合征

临床上常见于急性肾衰、初次血透或透析间期过长的慢性肾衰病人，在透析临结束时或下机后出现。症状轻者为头痛、不安，恶心、呕吐，视物模糊，肌肉抽搐。重者血压升高，手足震颤，不能保持平衡。严重者出现癫痫样发作、精神异常甚至昏迷。防治措施：(1)缩短透析时间，增加透析频次；(2)对于严重水肿、酸中毒、血尿素氮过高或初次血透的患者，不宜用大面积和高效透析器；(3)透析液钠浓度以 140～145 mmol/L 为宜，不应用低钠透析液来纠正病人的高钠状态；(4)症状轻者可予 50%高渗葡萄糖液或 3%氯化钠注射液 40～60 mL 静注，严重者应停止透析，静脉滴注甘露醇。癫痫样发作时可予静推安定等镇静治疗。

二、首次透析综合征

首次透析综合征，即患者对新透析器在短时间内出现的过敏反应。主要表现为透析开始后 5～30 分钟内出现胸痛、背痛、皮肤瘙痒，重者可出现呼吸困难、全身烧灼感、胸腹剧痛，血压下降。防治措施：(1)轻症者予地塞米松、抗过敏等治疗可自行缓解；(2)重者应停止透析，体外血不回流，再予吸氧、抗过敏治疗；(3)重复使用透析器及新透析器使用前充分冲洗可减少本综合征的发生。我们采用德国进口的费森尤斯聚砜膜透析器，是目前国内透析效能最好的透析器，每个复用 5 次，保证透析所需要的交换面积，同时大大减少首次使用综合征的发生。

三、发热

透析过程中或透析后 1～2 小时患者出现寒颤、高热，常伴恶心、呕吐等症状，24 小时后退热，称为透析相关的致热原反应。防治措施：(1)严格消毒管道和透析器，放置时间不宜超过 1 个月；(2)由过敏反应所致者，可用退热药及抗过敏药；(3)应注意排除潜在感染灶特别是双腔导管感染引起的发热，必要时予抗感染治疗。我们采用目前国际先进的双极反渗透水处理系统，水质完全达到国际标准，管道和透析器的消毒复用均用反渗水，目前透析相关的致热原反应已十分少见。

四、低血压

血透中低血压的发生率为 25％～40％，伴有恶心、呕吐、胸闷、出冷汗、面色苍白，重者一过性意识丧失、抽搐；原有冠心病者可出现心绞痛发作。防治措施：(1)透析过程中患者未诉特殊不适，监测血压、脉搏及观察患者一般情况。(2)防止过量超滤，根据干体重决定脱水量。这要求患者透析间期要严格控制水分和盐的摄入，如汤、水果、稀饭等，每次透析前较上次透析后体重增长不超过干体重的5%，避免每小时超滤量过多导致低血压。(3)增加血浆渗透压：用含钠 140～145 mmol/L 透析液；急性低血压时，快速静脉滴注高钠盐水或高渗葡萄糖液，但过量可引起体重增加加重心衰。(4)改善心功能：如充分透析，纠正贫血，治疗心包炎和冠心病等。(5)合理应用降压药：过量或长期服用可引起透析过程中的低血压，经常透析过程中出现低血压的患者透析前停用降压药。(6)改变透析方法：若由于醋酸盐不耐受可改用碳酸氢盐透析，可交替做血液滤过、血液透析滤过，必要时应改做腹膜透析。我们 1992 年开始采用碳酸氢盐透析，目前血液透析滤过及腹膜透析等透析方式均可常规开展。

五、高血压

透析过程中发生高血压，增加了透析患者发生脑出血、脑梗塞的危险性。防治措施：(1)脱水：每次透析的脱水量应达到病人的干体重，这是控制血压的主要措施之一。患者要注意配合医护人员，制定合适的干体重，并进行动态调整。我们经常遇到顽固性高血压，经过调低干体重后血压降到正常，部分可以减少降压药的种类和数量。有的患者朋友认为只要有尿量，就不用脱水，这种认识是片面的，尤其是出现高血压后是否脱水更要征求医生意见。(2)监测血钠。(3)对精神过度紧张者，可予镇静治疗。(4)应用不易为透析清除的降压药：如血管紧张素转换酶抑制剂(如洛汀新、蒙诺)、血管紧张素受体拮抗剂(如代文)或短效的含服药物(如心痛定)。(5)部分患者透析后随着脱水增加，血压反而升高，主要原因是肾素—血管紧张素系统激活、肾素分泌增加，可于透析前加服一片洛汀新或代文。

六、心力衰竭

透析过程中发生急性心功能衰竭，表现为心悸、气喘、不能平卧，严重者可咳粉红色泡沫样痰。防治措施:(1)去除心衰病因及诱发因素，如冠心病、高血压、心律失常、感染等;(2)限制水、钠摄入，充分透析，控制血压，应用强心药物等;(3)容量过多所致心衰者可先做单纯超滤 1～2 L 后再行透析。

七、心律失常

肾病患者常觉得心慌、胸闷等不适症状。防治措施:(1)透析过程中进行心电、血压监测;(2)监测透析前后血钾、血钠、血钙浓度;(3)纠正电解质紊乱，根据病情给予相应的治疗;(4)严重的心律紊乱应停止透析。

八、心绞痛和急性心肌梗塞

这种情况比较少见。长期透析患者常于透析上机后 1～2 小时出现急性心前区压榨样疼痛。防治措施:(1)舌下含硝酸甘油;(2)静脉滴注硝酸甘油;(3)避免超滤脱水过快;(4)心前区疼痛持续不缓解或有发生心肌梗塞先兆者应中止透析。(5)平时要注意纠正引起心绞痛的病因和诱因，必要时使用扩血管药物，使用促红素纠正贫血使血色素达到 110 g/L 以上。

（胡玉清　许树根）

丙肝病毒纠缠血透病人

最近,国内外多家血透中心报道,患有终末期肾功能衰竭(即尿毒症)而依赖血液透析(简称血透)治疗的病人中,丙型肝炎病毒(HCV)感染率明显高于普通人群。这表明,血液透析在挽救和延长尿毒症患者生命的同时,也带来了威胁患者长期存活和生活质量的HCV感染问题,可谓“雪上加霜”,应引起肾脏病和传染病工作者的高度重视。

丙肝病毒主要传染源来自血制品。血液透析患者由于机体免疫功能低下,接受治疗时频繁的体外循环和反复穿刺,透析器、管道的复用,经常输血和接触血液制品以及其他医源性因素,而成为 HCV 感染的高危人群。专家们对影响 HCV 感染的相关因素分析发现,HCV 感染率与年龄、性别无明显相关性,而输血次数和透析时间是 HCV 感染的主要危险因子。研究表明,随着输血次数的增多,HCV 感染率逐渐升高,且达到一定次数后升高十分显著,输血次数 10 次以上者 HCV 感染率达 95.0%,输血次数 50 次以上者均为阳性。随着透析时间的延长,HCV 感染率也逐渐升高,且透析 1 年以后升高十分显著。我们认为,应采取控制传染源、阻断传播途径、保护易感人群等综合措施,以预防和控制 HCV 在血透病人中的传播。主要措施有以下几点:

(1)血源应严格进行丙肝病毒筛查。比如,厦门市中心血站对所有血制品均进行抗-HCV 抗体检测,但尚难以普及进行更敏感的丙肝病毒的脱氧核糖核酸(HCV-RNA)检测。

(2)尽可能应用促红细胞生成素治疗贫血,少输血或不输血,减少血透操作过程中的医源性失血。

(3)血透病人常规进行抗-HCV 和 HCV-RNA 检测。对 HCV 感染者积极治疗,可防止其成为血透患者 HCV 新的传染源。

(4)加强血透操作消毒隔离措施,以减少交叉感染和传播机会。

(5)指导患者日常饮食,帮助其制定合理的食谱,改善营养状况,增强机体抵抗力。

(许树根 梁 萌)

维持性血液透析患者合并高血压的健康指导

高血压是尿毒症患者的常见症状，是导致维持性血液透析(HD)患者生存率下降的主要原因之一。据报道近 80％尿毒症患者开始血透前已有高血压，65％非糖尿病患者和 87％糖尿病患者，血透后仍未能控制高血压。

维持性血透患者血压升高的主要影响因素：

(1)容量负荷过度。主要为透析间期水、盐控制不当，水钠排泄障碍，导致体内水钠潴留，细胞外液容量过多导致血压升高。

(2)肾素依赖型高血压。主要为肾素——血管紧张素的异常所致，往往于血透后血压反而升高。

(3)尿毒症中分子潴留，抑制钠钾 ATP 酶活性，使血管内钙离子浓度增加，血管收缩性增强。

(4)促红细胞生长素的应用。促红细胞生长素对肾性贫血有明确的治疗作用，但是能使血液粘滞度增高，外周血管阻力增加，还可使缺氧所致血管扩张作用被削弱而引起血压升高。

(5)与血管活性物质有关。据研究 HD 中血压升高者，HD 后血管活性物质去甲肾上腺素及肾素活性浓度明显升高，而前列腺素则明显降低。

(6)病程长，精神及经济上的巨大压力、情绪过度紧张焦虑引起动脉硬化致血压升高。此外，还与交感神经系统活动性增高、甲状旁腺功能亢进、内源性洋地黄样物质等有关。

针对维持性血透患者高血压的发病机理，其主要治疗方案如下：

(1)透析超滤及维持干体重，这可使 70%透析前高血压降至正常。

(2)在临床医生指导下合理应用促红细胞生长素。

(3)首选血管紧张素转换酶抑制剂(ACEI，如洛汀新、依那普利、卡托普利等)作为抗高血压药物，可较好地控制透析后高血压。ACEI 不能控制的高血压，酌情加用血管紧张素受体拮抗剂(ARB，如缬沙坦、氯沙坦)、钙离子拮抗剂(CCB，如氨氯地平、非洛地平、硝苯地平等)、β 受体阻滞剂(如倍他乐克、比索洛尔等)、α 受体拮抗剂(如哌唑嗪、特拉唑嗪等)加强降压。

(4)如若血压仍高，称为药物抵抗性高血压，经实验室检查排除嗜铬细胞瘤和原发性醛固酮增多症，可改行血液透析滤过(HDF)或高通量透析。HDF 治疗顽固性高肾素性高血压不仅能降低血容量，而且清除了加压物质，清除中、大分子溶质的疗效优于血液透析。

维持血透患者合并高血压的健康指导：

(1)干体重指导。维持性血液透析患者由于体内代谢产物不能完全清除，内环境发生紊乱引起食欲下降，同时血透过程中营养物质丢失，大部分维持性血透患者实际体重逐渐下降。每 2～4 周对患者的干体重重新评估，保持正确干体重，通过透析清除过多容量负荷达到理想干体重，可使多数维持性血透高血压患者血压得到控制。

(2)饮食指导。①严格控制液体的摄入，包括饮用水、稀饭、汤、蔬菜、水果、牛奶等含的水分，将每次透析间期体重增长控制在干体重的 5%以内。②坚持清淡、低盐原则，一般每日钠的摄入量不超过 2 g。③维持性血透高血压患者 1/2 以上有低钙血症，汤汁浓稠的骨头汤、鸡蛋、稠牛奶、含钙高的饼干等可适量食用。④少食香蕉、橙子、红枣干等含钾丰富的食物，以防高钾血症。由于患者活动量减少致肠蠕动减慢，易引起大便干结，必须进食一些植物纤维，保持大便通畅，因而要求患者食用新鲜蔬菜时先用开水烫一下，使钾离子丢失后再进行烹饪。⑤严格限制饮食中磷的摄入量，一般应控制在<600 mg/d，严重高磷血症者还应适当使用磷结合剂。⑥每次血透平均丢失 6～13 g 氨基酸和 0.2 g/kg 蛋白质，因此蛋白质摄入量应为 1.2 g/(kg·d)，如有高磷血症应降为 1.0 g/(kg·d)。宜选用高生物蛋白质，如鱼、瘦肉、牛奶、鸡蛋等。要求患者了解几种食物的蛋白质含量，如 1 只鸡蛋约含 6 g，1 碗(200 mL)牛奶约含 6 g，1 两(50 g)瘦肉约含 8 g。⑦供给充足的维生素和微量元素。

（蔡　辉　许树根）

为什么血透还要限制饮水量

对正在进行血液透析治疗的尿毒症患者，既然血透可以超滤体内一些水分，可医生护士常常叮嘱患者控制饮水量，这是为什么？

透析的目的之一是清除体内多余的水分和毒素，需要清除多少水分是个较难回答的问题。临床上以“干体重”为标准，也称目标体重或理想体重。“干体重”即水正常平衡条件下的体重，表明患者既没有水潴留，又没有脱水时的体重，这就是血液透析希望达到的体重。

为什么血透还要限制饮水量？血透治疗虽可部分代替肾脏工作，但不能完全取代肾脏。肾脏的工作连续不断进行，从而维持体内水平衡。但血透一般每周进行2～3次，即使透析时超滤了很多水分，但在透析间隔期，每日如果饮食依旧，尤其是水分不控制，则多余的水分无法排除，导致水潴留而造成许多不良后果，如心慌、胸闷、血压升高，甚至发生心力衰竭而危及生命。因此医生要求尿毒症患者在接受血液透析治疗后仍要严格限制饮水量，包括不要过多地饮用牛奶、稀粥及一些以水冲服的食品。一般以透析前体重不超过“干体重”4%～5%为宜。

只有严格控制透析间期的饮水量，才能保持尿毒症患者的“干体重”，减少血透并发症的发生，提高患者的生活质量。

（梁　萌　许树根）

保护好您的生命线

——内瘘闭塞的原因及科学维护

动静脉内瘘是慢性透析患者的长期性血管通路，患者借此行维持性血液透析以维持生命，故血管通路又称为慢性肾衰患者的“生命线”。内瘘是肢体邻近动静脉血管通过手术吻合起来建立的血管通道，通常选择上肢的桡动脉和头静脉吻合，通过血管通道，动脉血转流到静脉，静脉由于血流量增多，压力增高而扩张，形成动脉化血管粗大，透析时直接穿刺比较容易，为透析治疗提供方便，并保证足够的血流量。随着透析技术的不断发展，尿毒症患者可以生存20～30年以上。成为健康的“透析者”，良好的血管通路是血透的前提，由此可见保护内瘘血管的重要性。慢性透析患者平时要特别注意对内瘘进行保养防护，防止内瘘闭塞，延长内瘘使用寿命。

内瘘闭塞有哪些原因呢？主要发生在糖尿病、高血压及老年性肾衰患者，其自身血管条件差，穿刺后容易引起血管硬化，导致内瘘逐渐闭塞。低血压休克是内瘘闭塞的重要原因，因有效血容量不足，血流慢，易导致血栓形成。内瘘使用不当也是常见原因之一，如睡眠姿势不当压迫内瘘，穿刺过程无菌操作不严造成感染，穿刺失败造成局部血肿，穿刺点反复在同一部位，极易导致血管性炎症、疤痕形成，最终导致血管狭窄内瘘闭塞。透析后止血纱布压迫过紧且时间过长也易造成内瘘闭塞。另外，使用药物不当也容易引起内瘘闭塞，如促红素使用过量引起血色素上升过快，血液粘滞度增加，血流缓慢而导致血栓形成。此外特殊体质(如疤痕体质)也是内瘘闭塞应考虑的因素。

怎样防治动静脉内瘘闭塞,做好内瘘的长期维护呢?笔者根据多年临床诊治体会,结合病人容易忽视的问题,简要总结以下注意事项:

(1)内瘘吻合术后几天内,手术部位可能会有淤血、肿胀等不适症状,这是术后的正常反应,不用担心。应保持伤口部位清洁干燥,及时更换敷料,请专科医生观察内瘘发育情况。术侧肢体应抬高并避免测血压及静脉穿刺,保证手术部位不受压迫,不用术侧肢体携带重物,也不要戴手表或手链。术侧手指可做撑掌握拳运动、挤压橡皮球、举哑铃等,伤口愈合拆线前可予频谱照射术野皮肤,愈合拆线(术后 10～14 天)后可用热水浸泡或热敷内瘘血管部位,以促进内瘘成熟。

(2)对内瘘未成熟者不宜过早使用,特别是糖尿病、高血压、老年患者应建立临时性血管通路(颈内静脉或股静脉留置导管)作为过渡,以减少内瘘血管损伤,待 4～6 周内瘘完全成熟后方可使用。

(3)对内瘘成熟的透析者,要求护士熟练操作,穿刺一次成功,以减少穿刺针对内瘘血管的损伤及局部渗血造成的血管受压。采用内瘘轮流穿刺法可减少血管损伤,防止假性动脉瘤的形成和血管畸形,避免造成受损血管局部狭窄。

(4)透析结束后穿刺点压迫时间不宜过长,一般 1 小时左右,同时压力不宜过大,要因人而异,以不出血为原则。

(5)平时注意保持内瘘血管部位皮肤清洁,注意睡眠姿势防止压迫,每天自己检查内瘘运作情况(听血管杂音、触摸血管震颤等)。如发现内瘘异常(震颤减弱或消失)或穿刺部位出现红、肿、热、痛,则尽快与专科医师或护士联系,以便得到及时处理。

(6)带内瘘的肢体需长期保持不负重、不受压、不测血压,除血透外不行血管穿刺、静脉输液等可能损伤血管的任何操作。平时可采用擦“喜疗妥”、热水浸泡或热敷等方法保护内瘘血管，冬季要注意保暖。

(7)使用促红素(利血宝、国产促红素)的患者，应定期检查血色素、血球压积，防止血色素上升过快，血液处于高凝状态而导致血栓形成。

(8)血透时脱水量应掌握准确，防止低血压休克的发生。肾病患者透析间期应控制水分摄入，尽量做到体重增加不超过干体重的4%，一般控制在2.5公斤以内，防止因短时间内超滤过多，造成血容量不足，血压下降而导致内瘘闭塞。

(许树根　梁　萌)

肾移植适应证及患者应做好哪些准备

各种原因导致的终末期肾脏病，病肾不能完成正常肾脏排泄代谢产物，纠正水电解质和酸碱平衡紊乱的功能时用他人的肾脏经过手术植入患者的机体，代替自己肾脏的上述功能，该过程称为“肾移植”。

一、适应证

(1)年龄：接受肾移植的年龄以 18～50 岁之间为宜，18 岁之前的青少年身体尚未发育成熟，承受手术打击和手术后对各种并发症的应激能力较差。年龄太小，血管壁可能较薄，血管较细，给手术带来一定的困难。50 岁以上的患者也存在着应激能力差，体质恢复慢等特点。老年患者更易患有其他系统伴随症状，尤其是心脑血管反应的发生率比青壮年高。

(2)绝对禁忌证：①心肌梗死，或有各种严重器质性并发心功能不稳定者；②脑血管疾病之后；③活动性肺结核或肺外结核；④体内存在炎症病灶未控制；⑤消化道溃疡活动期；⑥严重糖尿病；⑦各种肿瘤；⑧严重肝脏疾病；⑨精神病患者。

二、患者要做好的准备工作

(1)身体条件,患者术前应尽量保持机体处于一种相对稳定的状态,不伴有感染、严重心衰,尽可能提高血红蛋白水平。(2)术前透析时限,充分透析,纠正水电解质失衡,彻底清除毒素蓄积造成的机体损害,恢复重要脏器的正常功能,提高体能,改善一般状况。这些均可促使术后的恢复,增加对各种并发症承受能力。一般初次移植前透析以半年为宜,再次或多次手术者应在切除移植肾后,透析至少3个月以上。(3)纠正贫血。贫血的纠正可提高患者的生活质量和体能,从而使患者更容易耐受手术和术后的免疫抑制治疗。但值得提醒的是要少输血,而多用红细胞生成素(EPO),因为反复多次的输血可使患者的HLA抗原致敏,这是特异性反应抗体(PRA)水平持续增高的重要原因,而致敏者术后1年存活率明显低于未被致敏者。另外,应用EPO可以避免由于输血带来的传染病,如肝炎、CMV感染等。这些疾病对移植后的病人均能构成生命威胁。(4)心理准备。患者决定行移植术前,首先要了解手术的大致内容和术后可能发生的各种近期及远期并发症。要了解并非都能一次成功,而且肾移植后并非一劳永逸,随时间延长有可能发生排异反应而导致移植肾丧失,甚至威胁生命,故应要与医务人员积极配合,服从治疗,定期随诊。家属也应了解相应情况,做好相应心理准备。(5)筹措资金。如手术顺利一般需7万~8万元,但因术后需定期复查肝肾功能、血尿常规及检测药物浓度,价格昂贵,而且如果发生排异反应或其他严重并发症,则需要更多的医疗费,一般4万~7万元/年,因此术前一定要有充分的准备,否则术后无力支付医药费会前功尽弃。所以,资金是一个非常实际而严峻的问题。

(梁　萌　许树根)

肾移植术后有哪些并发症

一、移植肾再发肾炎

由于肾炎属于免疫性疾病，是由于自身免疫过程发生异常造成的损伤，如抗肾小球基底膜抗体的存在，移植肾也可遭到抗体的攻击而导致移植肾肾炎。再发肾炎大多数病理改变与原来的肾炎病变相同，但需要与慢性排斥反应相鉴别。该病多出现在上呼吸道感染之后，早期多数表现为间断蛋白尿，而肾功能无变化，病情进展行冲击疗法无效。病理检查有助于确诊，尤其是免疫荧光和电镜检查。再发肾炎的治疗与一般肾炎治疗相同，主要以中西医结合为主。

二、高血压

肾移植术后约有 1/3 的患者有高血压，其主要原因可能有如下几点：(1)原肾由于肾功能衰竭，肾脏已萎缩，但部分残余肾单位仍有生理功能，仍可分泌少量肾素导致血压升高。(2)术后服用激素，增强体内水潴留，使血容量增加，造成高血压。(3)排异反应时血压可以升高，需积极治疗排异，促使排异逆转，血压方可下降。(4)移植肾动脉吻合口狭窄，造成高血压。需要做血管造影明确诊断，再酌情决定是否需要手术重新吻合血管。

三、药源性肝损害

肾移植术后，常规服用的环孢素 A、硫唑嘌呤及 FK506 等药物均可造成不同程度的肝损害。约 25%～35%的患者术后可有转氨酶升高，10%左右患者可有不同程度的黄疸，术前有肝病者，术后更易发生肝损害。因此，肝功能不正常者，在恢复正常之前，不宜接受手术。术前有胆道系统疾病者，如结石、胆囊炎等，也应向医生讲明。因环孢素 A 可影响胆汁的排泄，从而促使病情的恶化。术后如有发生转氨酶轻度升高，多数无须更改免疫抑制剂剂量，采用中西医结合的疗法多可恢复正常。如伴有黄疸，则多预示肝脏已有严重的损害，应及时调整免疫抑制剂用量。后以监测环孢素 A 和 FK506 血浓度，同时应用保肝药，以中药清热解毒、除湿利胆药为主。黄疸指数如越过正常值一倍，应停用环孢素 A 或调整剂量。用其他免疫抑制剂替代。

四、继发性糖尿病

肾移植术后易发生糖尿病，主要是由于应用大量激素，导致糖代谢紊乱。另外由于应用环孢素 A，有报道称环孢素 A 对胰岛细胞有一定的抑制作用，使其正常释放胰岛素的功能受限。移植术后血糖增高发生率 3%～8%，多数可出现多尿、口渴、体重下降等症状。一般可加服降糖药控制，只少数病历需长期依赖胰岛素治疗。

五、齿龈增生

齿龈增生在服用环孢素 A、硫唑嘌呤的病历中十分常见，表现为牙龈突出于牙根并且覆盖于齿冠，常伴有接触性出血。轻症者无不适感，少数伴有疼痛，个别病历可发展成口腔内的尤伯西肉瘤。目前暂无特异性治疗手段，曾有报道有白霉素可减缓增生程度。如增生有恶化趋势，应酌情减少或更改免疫抑制剂。

六、高脂血症

肾移植术后一年约有20%～30%患者会伴有高脂血症（如高胆固醇或甘油三酯），主要由长期服用激素和免疫抑制剂造成脂质代谢紊乱所致。故要加用降脂降胆固醇的药物，也可采用中西医结合的治疗方法，以减少心血管并发症如动脉粥样硬化的发生。

七、骨质疏松

骨质疏松甚至发生无菌性股骨头坏死也是长期大量应用激素的不良反应之一。其发生与应用激素总量或人体对激素的敏感性有关。发生率约为4%～14%。临床表现为活动障碍、关节疼痛，X线或骨密度测定可以确诊。治疗方法可采用降低激素用量，加用人工合成鲑鱼钙素（如活性钙、阿法骨化醇等）及高压氧等治疗有一定的疗效。股骨头坏死严重者可施行人工股骨头置换术。

八、肾积水

术后无诱因出现肾功能不全，应注意有无肾积水。肾积水是因为输尿管与肾盂吻合口狭窄导致，术后远期出现的狭窄多与手术操作有关，有些是由于漏尿愈合后形成疤痕狭窄或感染造成压迫所致。肾积水一般用B超即可确诊，静脉肾盂造影可明确狭窄梗阻部位和程度。早期手术解除梗阻，术后肾功能可很快恢复。如梗阻时间过长，再施行手术有可能丧失移植肾。

九、慢性排斥反应

术后半年后肾功能逐渐减退。对各种治疗无反应的排异反应称为慢性排斥反应，发生慢性排异反应的主要因素是 HLA 位点的不相配合。该情况往往病程缓慢，初期多无明显症状和体征，仅在化验时有轻度变化。肾功能轻度异常，尿中有少许蛋白等。对冲击治疗和特异性抗体类药物效果欠佳。因此，目前只能在预防和减少急性排异反应方面努力。一旦发生慢性排异反应，应尽量延缓肾功能减退的速度。

十、结核

肾移植后由于服用大量激素和免疫抑制剂，可以诱发结核。因此曾患结核的患者更应该小心，及早采取预防措施，不少病人在发热 3～6 个月内才发现病灶，体温为弛张热，一般抗炎治疗无效。肺外结合较多见，常见于盆腔、腹腔、皮肤、皮下、骨与关节等。常规抗结核效果欠佳，一般一个疗程不能控制病情，往往需要积极的全身支持治疗，长期的大剂量抗结核药物治疗才可奏效。具体治疗方案要个体化。

十一、肿瘤

长期使用免疫抑制剂，可以破坏体内的免疫监控系统，从而使肿瘤的发生率高于正常人群（约 6%～9%）。据报道，淋巴瘤、泌尿系肿瘤多见，多发生在术后一年半以后。发现肿瘤后，应先切除肿瘤，酌情考虑是否切除肾脏，停用免疫抑制剂，继续接受血液透析治疗，以防止肿瘤的复发、扩散和再生。据报道，停药后切除移植肾病人的 5 年存活率高于单纯肿瘤切除的病例。

（梁　萌　许树根）

厦门市中西医结合学会简介

厦门市中西医结合学会前称为中国中西医结合研究会厦门分会，由高犀岩、陈绍宗、杨进修、曾琪等人发起，于 1981 年 8 月成立，1991 年 10 月改名为厦门市中西医结合研究会。1999 年 8 月根据国家社团管理法规重新登记，正式定名为“厦门市中西医结合学会”。现有会员 180 人，全部会员为西学中或中学西的中西医医务人员，其中高级职称占 80%以上。学会已召开四届会员代表大会。在召开的第四届会员代表大会产生了新一届理事会，会长董亦明，秘书长陈国源。

学会成立以来，认真贯彻党的“中西医结合”方针，团结广大中西医医务人员，积极发掘、弘扬祖国医学遗产，把现代医学和中国中医药学紧密结合在一起，积极开展临床实践和科研活动，学习、交流中西医结合学术经验，举办多种形式的学术活动，深入社区开展中西医结合科普讲座，普及医学科学知识，取得了显著成绩，为创造中国现代医学和提高人民群众健康水平做出了贡献。

据不完全统计，学会成立以来，共举办中西医结合学术讲座 200 多次，参加人数 3 万多人次。共召开了 6 次中西医结合学术年会，交流中西医结合学术论文达 500 多篇。出版专著、取得中西医结合研究成果 20 多项。成立了呼吸系、腰腿痛、肾病专业委员会，开展了中西医结合肾病、糖尿病、老年病康复专业科研。如今下属有福建省中西医结合糖尿病研究所、老年病研究所各一所，促进了厦门市中西医结合临床特色专科建设。1998 年由副秘书长梁萌牵头组织召开了第二届国际中西医结合肾病学术会议，世界各地 10 个国家 600 多名肾病专家与会，全国人大副委员长吴阶平院士亲临大会。2003 年副会长杨叔禹主持了中西医结合海峡两岸学术讨论会，与会有 100 多位中西医结合专家，中国中西医结合学会会长陈可冀院士在大会作了专题学术报告。对中医药走向世界和促进海峡两岸中西医结合学术交流，产生了良好影响，同时也推动厦门市中西医结合事业的发展。目前学会充满生机和活力，全体会员同心协力，积极为厦门特区建设和构建和谐社会，为厦门地区中西医结合学术发展和 21 世纪世界医学科学进步贡献力量。

作者简介

陈国源 厦门市中西医结合学会秘书长，肾病专业委员会顾问，福建省中西医结合学会理事，福建中医药学会内科专业学术委员，福建中医学院盛国荣中医药研究所副所长、研究员，厦门大学医学院中医系副教授，福建中医学院附属医院厦门市中医院、南京军区肾病中心解放军第174医院肾内科、思明区疾控中心中西医结合副主任医师，原厦门市思明区人民医院院长。曾荣获“福建省首届青年中医优秀科技奖”、“福建省军转干部先进个人”、“厦门市科技先进个人”、“厦门市科技人员升级奖”、厦门市科协“科普工作先进个人”、“先进工作者”、“厦门市防治非典优秀科技工作者”、“厦门市思明区专业技术拔尖人才”等多项光荣称号和多项科技进步奖。参加支援西部大开发医疗“银龄行动”，荣获全国老龄委“银龄行动十佳”提名奖等。

长期从事中西医结合理论与临床研究，在国内外发表学术论文60多篇、专著2部。擅长于治疗老年心血管疾病、消化系疾病、肾脏疾病和亚健康状态中西医结合调理。

梁　萌 主任医师，现任南京军区中西医结合肾病中心、解放军第174医院肾脏科主任，中国中西医结合学会肾脏疾病专业委员会（全国）副主任委员，全军血液净化专业委员会委员，全军肾脏病学专业委员会委员，南京军区肾脏病专业委员会副主任委员，福建省中西医结合肾脏病专业委员会副主任委员，福建省医学会肾脏病分会常委，福建省血液透析治疗质量控制中心委员，厦门市中西医结合学会肾病专业委员会主任委员，《中国中西医结合肾病杂志》常务编委，江西医学院中西结合内科教授。

毕业于原第一军医大学，从事临床医疗工作20余年，擅长中西医结合诊治泌尿系统(尤其是肾脏)疾病，如肾病综合征、IgA肾病、肾囊肿、狼疮性肾炎、糖尿病肾病、乙肝相关肾炎、急慢性肾功能衰竭等。熟练掌握肾活检术及血液净化技术，曾率先在福建省及厦门市开展20余项新技术。1994年与外科一道成功开展了174医院首例异体肾移植术(至今200余例)，1996年组建了174医院肾病科，2002年组建了“南京军区厦门肾病中心”。主研两项、参与四项科研课题研究，主编专著两部，参编专著一部，发表研究论文60余篇。

获南京军区优秀中青年科技人才奖及第四届福建省青年科技奖，获南京军医优秀科技人才岗位津贴，被评为全国中西医结合优秀青年科技工作者，被解放军四总部评为“部队基层建设先进个人”，连续两次被授予“厦门十佳青年医生”称号。

陈治卿 厦门市中西医结合学会副会长，厦门大学附属中山医院神经内科老年病科主任医师，厦门市首批专业技术拔尖人才。1993年至1994年赴香港老年康复医学深造一年。主持并参加的课题获厦门市科学进步二等奖、三等奖。专著有《老年病防治手册》(同济大学出版社出版)、《最新实用内科手册》(四川科技出版社出版)，撰写论文40多篇。目前为《神经病学与神经康复学杂志》特邀编委、《中华现代临床医学杂志》编委。现任中国老年学骨质疏松委员会全国委员、厦门市主任委员，福建省老年保健医学研究会常务理事，福建省老年医学分会委员，福建省中西医结合学会理事等。从医40多年，擅长中老年人无症状脑梗塞、血栓前高凝状态、高血压、高血脂、高血糖、高尿酸、高体重、眩晕症、抑郁症、骨质疏松症、骨关节炎、老年性痴呆、帕金森病及中风后遗症的康复治疗等。

杨叔禹 厦门市中西医结合学会副会长，厦门市第一医院院长，中西医结合内分泌科主任医师，厦门大学、福建医科大学、福建中医学院教授，硕士生导师，享受国务院特殊津贴。兼任厦门市糖尿病研究所所长、中国中西医结合学会理事、中华医学会内分泌学会中西医结合学组副组长、中华中医药学会糖尿病学会副主任委员、福建省糖尿病专业委员会副主任委员。

主持研究省市级科研立项多项，主持研究“中西医糖尿病电脑专家诊疗系统”等省级科技成果奖3项，主编《糖尿病精剂选议》、《中医临证古籍必读丛书·内科卷》、《糖尿病中西医研究进展》，担任《实用内科杂志》、《中西医结合通报》等国内学术期刊编委。

从事中西医结合治疗内分泌代谢疾病20多年，对糖尿病、痛风、脂肪肝等代谢疾病的治疗有丰富的经验。研制治疗糖尿病的“平糖浓缩胶囊”系列中药制剂、治疗痛风及脂肪肝的“复方薏仁痛风胶囊”、“复方灵芝柔肝胶囊”等中药制剂临床疗效较好。

许树根 南京军区中西医结合肾病中心、解放军第174医院肾内科副主任，福建省中西医结合学会肾脏病专业委员会委员，福建省中医药学会肾脏病分会委员，厦门市医学会肾脏病分会常务委员，厦门市中西医结合学会肾脏病专业委员会委员兼秘书，福建省科普作家协会会员。

毕业于原第一军医大学，从事肾脏病临床医疗工作10余年，在肾病综合征、IgA肾病、狼疮性肾炎、糖尿病肾病、尿酸性肾病、高血压肾损害及肾功能衰竭诊治等方面积累了一定经验，熟练掌握血液透析、腹膜透析、血液透析滤过、血浆置换及连续性血液净化技术，可独立完成肾活检、颈内静脉置管、动静脉内瘘成形术、腹膜透析置管及肾囊肿穿刺抽液硬化剂治疗等专科手术操作。

获全军科技进步三等奖1项、全军医疗成果三等奖1项、福建省科技进步三等奖1项，发表学术论文20余篇，获南京军区优秀科技人才岗位津贴。

注重病人健康指导，积极参加社区科普讲座，在《健康报》、《福建卫生报》、《厦门日报》、《厦门晚报》等刊物上发表科普文章20余篇，主编科普读物《闽南肾友》免费赠阅，传播健康知识，倡导科学理念。海峡网科普博客网址 http://blog.xmnn.cn/xushugen。

王长荣 厦门市中西医结合学会理事，厦门大学中医系教授。1966年上海中医学院医疗系本科毕业，1980年12月北京中医学院首届硕士研究生毕业。现任厦门大学《中医海外教学》杂志主编、福建省中医理论整理研究会委员、香港新华中医学院兼职教授暨学术顾问。撰有学术专著《〈内经〉病机十九条辨析》(由厦门大学出版社出版),主编《中医临床家——盛国荣》(由中国中医药出版社出版)。获厦门市科协优秀学术论文(专著)一等奖、福建省科协优秀学术论文(专著)三等奖、中华中医药学会科学技术(学术著作)优秀奖。在公开刊物上发表学术论文70篇。临床注重辨证,治病经验丰富,擅治呼吸系、消化系、心脑血管系、鼻咽喉口腔及内、妇、儿科各种疑难杂症,疗效甚著。曾获厦门大学"九州奖"(科研),并被评为全国中青年中医药名人,入编《中国当代高级科技人物系列词典》、《世界名人录》、《中国专家》、《中国特色名医大辞典》、《2000年世界千年名医》、《共和国改革精英》等。

吕尚团 厦门市中医院外科副主任医师,海都医院副董事长。长期从事普外专业,1976年首次成功地对肝左叶原发性肝癌施行左半肝切除;1983年成功抢救一位肝内外胆道结石,复合梗阻型急性化脓性胆管炎,继发肝左外叶局灶性肝脓疡,胆总管结石嵌顿,前壁斑点状坏死,胆汁外渗,继发弥漫性腹膜炎的垂危患者,施行胆束切除,胆总管切开取石,肝左外叶切除,挽救了病人生命。还成功地开展了一系列高难度手术,均取得良好效果。为厦门市第二届中西医结合会委员,曾任中医院工会主席。1989年荣获厦门市工会民主管理工作积极分子称号,1990年被授予厦门市工会优秀分子称号。

陈进春 福建省中西医结合学会理事、福建中医药学会常务理事,福建中医学院附属厦门市中医院院长、主任医师、教授,兼任中华中医药学会风湿病专业委员会常委,全国青年科技工作者协会委员,厦门市医学会风湿病专业委员会副主任委员,厦门市政协委员,厦门市中医药学会理事等。曾师从全国名老中医、痹证专家朱良春等中医名家,注意掌握当前学术动态,具有丰富的临床工作经验,擅长应用中西医结合治疗风湿免疫病(类风湿性关节炎、红斑狼疮、强直性脊柱炎、干燥综合征等)。多次参加国内外交流,积极探索新疗法,认真总结临床经验,已发表学术论文10多篇。

黄昭瑄 早年毕业于佳木斯医学院临床系，获学士学位，后毕业于哈尔滨医科大学内分泌专业，获硕士学位。现为解放军第174医院内分泌专科主治医师。对内分泌疾病的理论研究与临床积累一定经验，发表学术论文和科普文章20篇。擅长于糖尿病、代谢综合征、甲状腺疾病等内分泌疾病的诊断及治疗。

白新胜 厦门市中西医结合学会常务理事，福建中医学院附属厦门市中医院内科主任医师。毕业于福建省医科大学医学系，从事临床医疗工作近30年，具有丰富的临床经验，擅长于高血压、心脑血管病及老年病诊断治疗工作。在心脑血管病的中西医结合治疗方面，有独到的治疗效果。完成多项科研项目，发表论文30多篇。

汪　斌 厦门市中西医结合学会理事，厦门市仙岳医院主任医师、副院长。在精神医学和临床心理诊疗中具有独特的专长和颇深的造诣，治愈了许多疑难病证。已正式出版专著2部，合著4部，在国内外医学杂志发表学术论文30多篇，应邀赴欧美、日本、澳洲出席国际学术大会8次。身兼医疗、教学、科研的重任，受聘为兼职教授、研究员、全国高校教材编委、中国中西医结合学会委员、福建省专科学会副主委、副理事长等职。被授予“林巧稚精神奖”等荣誉称号，其业绩已载入《东方之子》等。

纪长庚 厦门市中西医结合学会理事、《中国中西医结合耳鼻喉科杂志》编委、厦门市第一医院耳鼻喉科主任医师。发表学术论文20余篇，参加编写《中西医结合噪音病学》、《实用中西医结合耳鼻喉科学》专著二部。从医40余年，具有丰富的临床经验和熟练临床医疗操作技术，擅长耳鼻喉科临床诊疗和该科疑难重症诊治与抢救，对眩晕、耳鸣、慢性上颌窦炎、咽鼓管闭塞等疾病应用中西医结合疗法均获良好疗效。

戴巧玲 厦门市中西医结合学会理事、厦门市医药研究所副主任医师。毕业于福建医科大学医疗系，从事儿内科工作30年，擅长应用中西医结合方法治疗消化系统及呼吸系统疾病，对医学营养学略有研究。

陈德林 福建中医学院中西医结合专业。

唐国宝 厦门市思明区社区卫生服务中心主治医师。

蔡 辉 南京军区中西医结合肾病中心、第174医院肾内科医师。

胡玉清 南京军区中西医结合肾病中心、第174医院肾内科医师。

孙 琪 毕业于福建医科大学，获硕士学位，现为南京军区中西医结合肾病中心、第174医院肾内科医师。

张 池 南京军区中西医结合肾病中心、第174医院肾内科医师。